Urgences… si vous saviez

Chroniques du Samu

Du même auteur
aux Éditions J'ai lu

HISTOIRE D'URGENCES
N° 8991

HISTOIRE D'URGENCES – TOME 2
N° 9999

PATRICK
PELLOUX

Urgences...
si vous saviez

Chroniques du Samu

Préface de François Morel
Postface de Gérard Mordillat

J'ai lu

Préface

Cher lecteur qui achète ce livre en 2012, 2013, tu peux tourner la page : cette préface ne t'est pas destinée. Tu connais ton Patrick Pelloux comme ta poche et tu n'as surtout pas besoin qu'on te le présente. En revanche, si tu es, cher lecteur, un de ces marcheurs nostalgiques qui, un matin resplendissant de l'été 2112 ou du printemps 2113, se promène le long de la Seine à Paris, s'arrête nonchalamment devant ces petites échoppes tenues par des bouquinistes, si tu es un de ces irréductibles curieux qui, un peu perplexe, tient cet ouvrage entre les mains, alors cet avant-propos t'est directement adressé.

Ah ! cher lecteur de demain, tu les aimes ces bouquinistes qui, pendant des décennies, avaient disparu de la capitale et que la dernière municipalité vient de remettre en place pour quelques mois dans le cadre de l'opération « Paris du siècle dernier ». À cette occasion, tu as appris que, jadis, à Paris, on trouvait encore, en cherchant un peu, des librairies dans lesquelles étaient vendus des livres qui avaient la particularité de n'être ni électroniques ni numériques mais directement édités sur du papier fabriqué notamment à partir de bois, de tissu et de crottin de cheval. Tu n'en reviens pas. Du temps de l'enfance de ton grand-père donc, on achetait des livres, on les écornait, on les soulignait avec des crayons (en bois !), on les prêtait, on les déchirait, on les offrait, on les perdait quelquefois. Tu as appris qu'à la même époque il existait également, en cherchant un peu, des hôpitaux publics où pouvaient être reçus les moins argentés, les plus nécessiteux. Mais, ne digressons pas, je dois te dire qui est Patrick Pelloux...

Patrick Pelloux fut un inventeur qui s'est fait connaître dans la première partie du XXIe siècle. En 2003, il inventa la canicule. Très gros succès. À cette occasion, il remporta une reconnaissance médiatique phénoménale qui lui permit de tutoyer Laurent Romejko. La même année, Patrick Pelloux inventa le vieux. C'est alors qu'il eut l'idée de génie de mettre en relation le vieux et la canicule (ce qui lui valut de conquérir une notoriété immense qui, notamment, lui permit un jour à Franprix de se faire aborder par Gérard Holtz).

À part ça, Patrick Pelloux fut un piètre cuisinier, un cinéphile médiocre, un amoureux éconduit, mais un chroniqueur inspiré, un humaniste rare et, pour quelques privilégiés, un ami attentif et délicieux.

François MOREL

Avant-propos

Ces chroniques sont celles publiées de semaine en semaine dans *Charlie Hebdo* depuis l'été 2009. Merveilleux journal dirigé par Charb, qui est devenu en quelque sorte mon frère ! Ce nouvel opus est, comme les deux précédents recueils, la description du quotidien des urgences et du Samu, du prisme de ma vie professionnelle et autre. J'ai revu les textes et vous donne parfois des nouvelles des gens en ouverture des articles. Toutes ces histoires médicales, psychologiques et sociales ont été mon quotidien, elles sont bien vraies, mais, pour protéger les heureuses ou tristes personnes concernées, j'ai changé les noms, les dates, les saisons, les âges, les sexes, les circonstances…

Pour celles et ceux qui le liraient en 2112 ou 2113, comme le recommande François Morel, qu'ils sachent que ce livre arrive la veille de l'élection du président de la République et que je ne comprends pas qu'on ait programmé cette élection en même temps que sa sortie ! Mais c'est un honneur pour moi, et, ainsi, les candidats vont peut-être pouvoir parler des hôpitaux, de la santé, de la vie, de la mort ! Ce livre est politique, mais c'est la politique de votre quotidien, des malades, des difficultés sociales, du système de santé... Il va désormais vivre sa vie de livre, c'est comme un enfant que j'ai accompagné pour démarrer son existence. Il est à vous, à vos yeux, offert à votre réflexion. J'espère qu'il vous plaira assez pour titiller en vous des réactions, bonnes ou mauvaises, des rires, des sourires, des larmes... Vous n'imaginez pas l'honneur et le vertige que représente pour moi de savoir que vous allez lire ces pages !

Alors il faut que je lui dise quelques mots, rien qu'à lui ! Mon livre, n'attrape pas froid, fais attention à toi, garde-toi des tasses à café, des verres de vin, ne percute jamais personne si tu es envoyé dans une tronche en cas de dispute, reste toujours digne dans la bibliothèque, sur la tablette des trains, dans le sac à main, dans les cadeaux de Noël ou autres, ne sois pas timide à côté des best-sellers, prends soin de chacune de tes pages, ne te corne pas trop vite et, même si tu cales une armoire, fais-le avec un élan et une grâce littéraire ! Enfin, si des scènes pornographiques se déroulent devant toi alors que tu reposes sur la table de chevet, sur celle du salon ou dans la salle de bains... ferme tes pages pudiquement sans trop secouer de rire tes chapitres. Fais attention à tes rencontres littéraires et salue bien les autres auteurs. Si jamais tu ne te sens pas bien, si tu finis dans une poubelle, choisis le recyclage et reviens-moi pour faire les pages de mon prochain ouvrage. Ah, j'oubliais, si tu te changes en livre électronique, n'oublie pas le soleil, le vent, la pluie, la joie de la nature sur tes pages, n'oublie jamais qu'un livre est beau et que tout ne doit pas devenir électronique.

Quel que soit ton destin, mon bon ouvrage, reste digne pour toutes celles et tous ceux qui se battent dans le monde pour écrire des livres, témoigner et dire le mot essentiel à la vie : liberté.

Bon, je te laisse, je dois finir mon prochain livre, ton frère en quelque sorte, que j'aime déjà comme toi, comme le lecteur qui va prendre le temps de lire ce livre qui lui appartient.

P. P.

La maladie et l'addition, SVP !

9 septembre 2009

La situation était paradoxale : à cette époque, le gouvernement annonçait sans vergogne une nouvelle augmentation du forfait hospitalier, deux ans après le passage aux 16 euros journaliers... Le paradoxe est qu'à cette date le gouvernement dépensait des millions dans la mobilisation contre la grippe A et diminuait en même temps le remboursement des malades, augmentant de 25 % le forfait hospitalier.

Un jour, un couple est arrivé bras dessus bras dessous, avec une petite retraite de la Sécurité sociale comme seule amie. « Militant de la CGT depuis l'âge de 16 ans », se marre-t-il avec son sourire de quelques dents. C'est sa dame qui doit être hospitalisée, car son cœur bat la chamade. Sentant venir le problème, nous faisons intervenir l'assistante sociale. Ils ont vu la naissance de la Sécu en 1945, ils lui ont toujours fait confiance et n'en ont pas vu la lente destruction. Le forfait hospitalier : 16 euros par jour, plus le tiers payant, plus 1 euro par médicament... Et c'est leur petite pension de quelques centaines d'euros par mois qui va s'envoler. « Pas de mutuelle ou d'assurance privée, docteur, y a la Sécu ! » Ces derniers mots sont une fierté pour lui alors que dans la bouche des politiques ils résonnent comme leur échec. La classe politique est incapable de résoudre les déficits... Et vous les jugez compétents ?

Le forfait hospitalier a été mis en place en 1983 pour « participer à l'hôtellerie » : 20 francs à l'époque (3 euros), puis, contrairement aux promesses, on arrive à 16 euros en 2007 ! Après le coup des franchises et autres déremboursements, voici que Bachelot et Woerth vont l'augmenter de 25 % (soit une hausse à 20 euros). Toujours facile de piquer aux malades, qui ne peuvent pas se défendre ou manifester. En attendant, nous sommes le peuple qui paie le plus de cotisations et qui est le moins remboursé. En plus, ils vont dérembourser le paracétamol et l'aspirine : la veille de la grippe A... C'est ça, l'intelligence du gouvernement !

Les hôpitaux manquent d'argent : vous passez une nuit sur un brancard aux urgences et, pour peu que vous arriviez à 22 heures et restiez jusqu'au lendemain : 50 euros de votre poche ! Pour un café dans un bol en Pyrex, avec biscotte cassée avant même de défaire le sachet, un petit pot de confiture au goût de plastique et les 9 grammes de beurre ! Le midi, une entrée ou quelques rondelles de légume, un plat qui souvent devrait être chaud mais qui sera froid, le fromage sous vide et le yaourt ou le fruit à la consistance d'un pavé. N'ajoutons pas la douche parfois commune, les chiottes... Ou les escrocs du téléphone sous-traité, comme la télévision dans les chambres, à des boîtes privées, et qui coûtent une fortune aux malades ! L'augmentation du forfait hospitalier est une honte. D'ailleurs, depuis plus de vingt ans, où est parti cet argent ? Dans les déficits, comme les 100 000 lits des hôpitaux publics fermés au cours des quinze dernières années, ce qui n'a rien arrangé aux déficits mais a par contre compliqué la vie des malades ! Toute journée commencée est due, et certains services d'urgences facturent comme un lit et une hospitalisation une nuit dans un couloir. La facture est bien salée pour dormir à poil devant tout le monde à la lumière d'un néon et avec tous les bruits de l'hôpital... Ça vaut bien 20 euros ?

Avec l'augmentation du prix des aliments, les hôpitaux se sont retrouvés dans la misère, comme le type qui va au marché sans un rond. Certes, le Grenelle de l'environnement avait promis du bio dans les hôpitaux... L'augmentation des prix a cloué les achats des établissements.

La vieille dame, accompagnée de son mari, a été hospitalisée et les assistantes sociales se sont occupées d'elle. Mais ils ont dû payer les 160 euros pour les dix jours d'hospitalisation... Demain, ce sera 250 euros. Les traders en rient encore !

Malade fashion-victime

16 septembre 2009

Dans les grandes villes, la misère ne fait que croître. Nous revoyons des formes historiques de maladies médicales, comme la tuberculose, et psychiatriques, comme des psychoses.

Les gens passent à côté, ne les voient plus, tellement il y a de pauvres. L'égoïsme de la société a tué l'empathie et les mobilisations solidaires.

Les secours ont été alertés vers 9 heures pour un bougre qui ne se réveillait pas sur un trottoir. Quel paradoxe : ce clodo, ce SDF, pour faire moderne, s'était allongé devant les portes du tribunal du XVe arrondissement ! Selon la femme de ménage, il était dans cette position lorsqu'elle est arrivée à son travail, à 7 heures. Sûr qu'il avait trouvé un bel endroit, lui, le pauvre, pour étaler sa misère, sous les mots du fronton : « Liberté, égalité, fraternité » ! Du haut de ses trois marches, il voyait toute la petite place bordée d'arbres aux feuilles couleur d'automne, dont certaines tentent en vain de s'envoler comme les oiseaux mais finissent, ridicules, dans le caniveau, comme lui. Il paraît 100 ans. Ses cheveux ne prennent plus le vent tellement ils sont gras, son visage est aussi gris que le bitume qui colle à sa joue flasque, il a déjà son masque de mort. Les policiers sont là, silencieux, et tentent de faire un périmètre pour écarter les badauds et éviter qu'ils filment avec leur portable. Les pompiers font le massage cardiaque. Tout ce bel aréopage des services publics pour sauver un homme que la société a oublié…

Toute sa maison est là dans trois sacs plastique usés. Il y a quelques papiers, des fruits pourris, des packs de mauvais vin et des cannettes de bière. Le soleil éclaire la place, les bus passent, les anonymes ne voient rien, et les voisins regardent du haut des immeubles. La vie continue, la rue n'est pas à une misère près.

À l'inspection du corps, il est évident que la mort est bien installée. Il n'est plus là depuis de nombreuses heures ! La rue était sa maison, son toit, ses murs, sa prison dont il vient peut-être de se libérer. En fouillant ses papiers en lambeaux, couverts de pisse, on découvre qu'il avait un compte à La Poste, avec 6,03 euros. Son âge : 44 ans ! Il en paraît le double. Il y a des médicaments dans ses poches et une ordonnance témoignant d'une insuffisance cardiaque et respiratoire et de troubles psychiatriques. Vivre dans la rue avec des maladies aussi graves, avec pour seule compagne la bouteille, ne permet qu'une espérance de vie des plus réduites.

Très vite nous faisons notre job, comme pour tout le monde. Pour tenter de le faire respirer, nous lui posons un tube. Il nous faut aspirer un liquide orangé présent dans ses poumons : c'est le jus d'orange Minute Maid qu'il a inhalé. Lors de son malaise cardiaque ou de son ivresse, il a sans doute fait une fausse route. Rien à faire. Il est mort et bien parti, même son gros ventre a déjà les marques livides de la mort. Il n'a aucune pièce d'identité, sans doute est-ce lui, Mohamed H., ou peut-être pas ? Sa dépouille est maintenant sous la bâche blanche de la police comme un paquet indésirable. Seul dans la vie, il n'a aucune chance que ça change dans la mort. Oh, y a bien un oiseau qui fait le malin à siffler au-dessus de lui, peut-être son dernier ami, allez savoir ?

Soudain, une dame bien bourgeoise, le serre-tête en érection, le foulard en rut, hurle sur un policier qui lui demande de ne pas passer à côté du cadavre : « Vous n'avez pas le droit de m'empêcher de passer, je suis libre, et puis d'abord c'est bien que ce type soit mort, il nous fait chier à être là ! Bon débarras. » Haine ordinaire, délectation de voir les pauvres mourir, banalisation de la misère… Les policiers restent calmes face à une telle conne, et je ne sais qui lui a dit : « Un de ces jours, c'est toi qu'on viendra secourir et mettre dans le sac. » Ça lui a fait l'effet d'un seau d'eau froide et elle est partie.

Il a fallu consoler la femme de ménage, qui s'est crue fautive de ne pas avoir téléphoné plus tôt, mais, hélas, il était mort depuis bien longtemps.

À l'heure qu'il est, il doit être dans sa boîte en mauvais bois et posé avec ses potes dans le cimetière des indigents, peut-être même sous X, comme s'il n'avait jamais été vivant. Tout le monde s'en fout. Pour sûr, s'il avait eu la grippe A, il aurait fait la une de tous les journaux – « Un SDF dans la rue meurt de la grippe » –, et tous les professeurs spécialistes auraient théorisé. Et s'il était mort en plein hiver de la même grippe A, nul doute qu'il aurait eu droit à une double page, avec direct du trottoir. Mais là, en septembre, d'un arrêt cardiaque avec du jus d'orange dans les poumons, il n'a aucune chance. y a guère que *Charlie Hebdo* pour s'intéresser à lui. Alors buvons à sa mémoire et à son moineau d'ami.

Adresse aux trous du cul

30 septembre 2009

La banalité de la violence et des incivilités se voit bien en intervention d'urgence. Évidemment, tous les chauffeurs de taxi à Paris ne sont pas comme lui… enfin… y a des jours !

Hé ! Toi ! L'autre jour, nous étions à foncer avec l'ambulance du Samu pour tenter de sauver un môme, et tu bloquais tout le carrefour avec ton taxi. Le pilote ambulancier a gueulé et, toi, tu lui as fait un doigt tendu pour te donner le genre « *fuck you* ». Le nouveau millénaire a son insulte à la mode pour marquer la puissance de celui qui tend son majeur. N'étant pas expert en histoire des insultes à travers les âges, je me contenterai de faire quelques remarques pratiques à l'usage des grossiers.

Quand on a vu plus d'un doigt écrasé, fendu, saignant dans les gémissements de douleur de son propriétaire, il n'est plus un objet fait pour exprimer la haine. Trois os entourés de part et d'autre de tendons, de veines et d'artères, le tout parcouru par de fins nerfs. Il faut des années de médecine et l'expertise des orthopédistes pour comprendre et soigner les doigts et la main. Ce sont des merveilles de fonctionnement, pour un rôle extraordinaire dans la vie. Alors, montrer votre doigt comme signe de virilité et de puissance nous fait doucement rigoler.

Mais voyons de plus près à quelle autre partie du corps le doigt du chauffard de taxi est destiné. À l'anus. Bien.

Un homme ou une femme qui fait du trou du cul le summum de l'insulte n'a pas intellectuellement dépassé le stade anal, c'est-à-dire la petite enfance. Pour avoir mis mon doigt dans plus d'un cul et plus d'un trou – pour raisons professionnelles –, il me semble important de vous décrire l'anus. Le sphincter est d'une puissance que vous n'imaginez pas. Il lui faut être une merveille de précision pour réaliser la défécation, que vous considérez peut-être comme chose facile… Ce mécanisme relègue les horlogers à la vulgaire quincaillerie.

La physiologie de l'anus nécessite, de la part des chirurgiens viscéraux, des années de travail pour la comprendre. Il est capable de retenir le pire et de s'amuser au son des gaz que vos bactéries ont fabriqués. Mais votre anus reste poli, lui : il retient vos bruits à temps et ne dira rien de votre peu de goût du savon… J'ai constaté que les slips et les culottes de nos compatriotes sont très rarement propres. Discipliné, l'anus ne vous laissera pas dans la merde. Coquin pour vos expériences sexuelles, il n'est pas fait pour cela, mais il tiendra bon, car il en aura vu passer d'autres…

Comme beaucoup de toubibs, mon doigt a exploré des anus de tous rangs sociaux, de la racaille au général d'armée, du politique au notable ou aux croyants qui trouvent humiliant de se faire mettre un doigt dans le cul et finissent avec un cancer de l'anus... La religion va se nicher dans de bien curieux endroits. Tous les anus se ressemblent, et je me suis souvent senti plus gêné moi-même que le patient, à mettre mon doigt pour secouer les prostates des mecs ou confirmer des syndromes appendiculaires.

Alors, croire que la puissance de l'insulte réside dans le fait d'enfoncer son doigt sans gant dans l'anus de votre contradicteur, c'est ridicule. Vous allez juste sentir la merde de celui ou celle que vous insultez.

Bien entendu, il faudrait trouver quelque chose pour que l'esprit primitif qui séjourne dans nos cerveaux puisse exprimer la haine de l'autre primate en face. Amis lecteurs, partons à la recherche de l'insulte contemporaine, et laissons tranquilles les doigts et les anus. Soyons modernes, inventons !

La vie en Orange

7 octobre 2009

En France, en 2012 comme aujourd'hui, les suicides et la dépression sont des fléaux, et rien n'est fait.

Même les psychiatres sont enlevés des urgences, contrairement aux décrets de 2000.

Depuis que ces jeunes médecins, internes, se sont suicidés, rien n'a changé. Une omerta de plus !

Les 24 suicides de France Télécom ne doivent pas cacher les autres drames des salariés des autres métiers. Il y a quelques années, c'était la police qui faisait la une, jusqu'à ce que des silencieux aient été posés sur les armes qui fracassaient les crânes des flics. Silence. Un système tue toujours, mais dans le calme. Notre beau pays a le triste record du nombre de suicides et de tentatives de suicide. La crise sociale, profonde, transforme les relations professionnelles en séances de sadomasochisme et le monde du travail en porte d'entrée du cimetière.

Et le suicide chez les hospitaliers, de l'aide-soignant au médecin, en passant par le directeur et l'infirmière ? Parlez-en aux professionnels de santé, tous pourront vous narrer un suicide ou une tentative. Les études sur la santé au travail dans les hôpitaux ont toutes confirmé l'état catastrophique de la psyché des soignants.

Récemment, une de nos collègues d'un Samu était de garde. À minuit, elle est allée dans son bureau. Elle s'est vidé les ampoules de la sacoche de secours dans les veines. Par chance elle a été appelée pour partir en intervention, et, comme elle ne répondait pas car elle était en train de mourir, le personnel est venu la chercher dans son bureau. Sauvée de justesse, elle a refusé par la suite le suivi psychiatrique. Paradoxalement, ce n'est pas dans la culture médicale de se faire aider psychologiquement. Comme si la blouse blanche protégeait de la maladie…

Dans un autre hôpital une infirmière s'est épuisée doucement mais sûrement, sous le regard de ses collègues. Personne n'a pu ou voulu l'aider : « Elle est dépressive… On ne peut rien… Sois forte… » Toutes ces phrases sonnent comme autant d'impossibles pour celle qui sombre dans la tristesse. Elle est morte pendue dans le service, comme pour leur mettre le nez devant leur connerie. Le cadavre est dans la boîte, les fleurs sont fanées sur la tombe, et rien n'a changé dans ce service de banlieue. Est-ce le métier, une maladie psychiatrique, la vie privée ? Quelle importance, puisqu'elle est morte. C'est ainsi : dans la France de 2009, une mort par suicide n'entraîne aucune enquête.

Brillant interne en anesthésie-réanimation des Hôpitaux de Paris, le docteur Sven Rivière s'est suicidé le 14 septembre dernier : 32 ans, marié, deux enfants. Cet homme est mort d'épuisement professionnel. Il n'existe aucune protection des médecins entre eux, et la médecine du travail n'a aucun moyen dans les hôpitaux.

La nouvelle gouvernance néolibérale de Bachelot et de ses amis a cassé la confraternité et l'empathie des hospitaliers. Désormais, les médecins deviennent les porteurs de la rentabilité, du management, de l'efficience… Sans le savoir, ils sont devenus leurs propres harceleurs. C'est aussi valable pour les médecins dits libéraux.

Le harcèlement touche même les psychiatres. Le docteur Pierre Paresys est psychiatre et syndicaliste : vice-président de l'Union syndicale de la psychiatrie. Il est de gauche et se bat pour des valeurs professionnelles et humanistes. Il a critiqué la loi Bachelot et l'agence régionale de l'hospitalisation. Alors, ils font tout pour le virer. La technostructure médico-administrative vient de lui retirer son poste de chef de service de l'établissement public de santé mentale des Flandres, à Bailleul. Il se bat, mais tout est fait pour le flinguer. L'hôpital se fout bel et bien de sa propre charité.

Il y a quelques années, une interne voulait faire sa thèse sur le suicide des médecins hospitaliers. Le sujet est tellement tabou qu'elle s'est vu expliquer par quelques professeurs qu'il valait mieux qu'elle abandonne son projet, sinon elle n'aurait pas de carrière… Alors elle a parlé d'autre chose. Le suicide des soignants doit rester dans le silence sépulcral des cimetières. Ce phénomène touche toutes les spécialités et les professionnels de santé savent comment mourir à force de se battre contre la mort.

Liliane fait ses valises

21 octobre 2009

S'il fallait un critère pour marquer la crise que nous subissons, ce serait le logement. Au-delà des sans-domicile, les gens vivent dans des appartements souvent sordides, lugubres, à l'abandon.

Montre-moi ton logement, je te dirai ton moral.

Tout le monde court. Les pompiers, plus athlétiques et entraînés que les hospitaliers, nous mettent cent mètres dans la vue. À l'entrée de l'immeuble, une femme de 60 ans, le visage anguleux et un peu barbu, une partie des cheveux verte, une chemises délavée à petits points multicolores, un jean remonté jusqu'à sa petite poitrine, nous tient la porte et hurle : « Allez, les copains ! » La cage d'escalier des années 1950 est sale et sombre, avec une odeur de toutes les cuisines. La porte est ouverte sur un appartement ou, plus exactement, un tas d'immondices.

À droite, une petite cuisine avec le macchabée au ventre déjà gonflé et à la couleur blanc grisâtre. Il a tous les stigmates de l'alcoolique chronique. Tout autour de lui, ce ne sont que bouteilles de vin rouge. Sur la table, un litre de lait, une erreur sans doute…

Nos chaussures glissent sur le carrelage gras de crasse. Sa femme est là, c'est elle qui nous tenait la porte… L'infirmière discute déjà avec elle et mesure les difficultés qui nous attendent. Liliane lui parle avec euphorie de sa vie, de sa chorale, de son jeu de cartes, de ses copines de la Croix-Rouge. « Hé, vous emmenez Jean ? – Madame, Jean est parti. – Où ça ? – Il est mort. » Brusquement elle hurle. Je pensais qu'elle avait compris, mais non. « Il est mort pour combien de temps ? » Pas simple d'expliquer la mort à une handicapée qui n'a pas dépassé la petite enfance et qui a l'apparence d'une personne âgée.

Elle se jette sur le macchabée que nous avons mis dans le lit : « Je lui fais des bisous, il aime ça. » J'ose lui demander s'il a de la famille… Elle me hurle un « oui ! » et se jette sur le téléphone : « Je sais faire ! » Sur le mur marron sale, tous les petits papiers où sont griffonnés numéros et prénoms. « Allô, Monique ! Ton père est mort ! » Je réussis à lui prendre le combiné, et la fille du défunt m'explique que le couple est alcoolique et qu'elle arrive dans une heure.

En raccrochant, je demande à Liliane, qui est déjà repartie se vautrer sur le cadavre, si elle a de la famille : « Ah oui… Papa ! Téléphone ! » Même course et même hurlement dans le combiné. Au téléphone, j'entends la voix d'un vieil homme : « Ça fait des années que nous tentons de la faire revenir. Elle est débile et s'est mise avec ce type qui l'a fait boire ! Faites-la revenir, elle est sous curatelle. J'ai 87 ans et je ne peux pas me déplacer, mais je veux la récupérer. C'est une enfant. »

Pendant ce temps, Liliane s'excite et passe entre les deux pièces encombrées de télévisions en panne et montre sa vie, « 'a médaille ! » qu'elle avait gagnée à un concours de pétanque... Fermement, je lui dis de prendre ses affaires pour retourner chez son papa. Elle me postillonne un : « D'accord, chef ! » Elle se retourne, met un chapeau de paille qu'elle a gagné à un autre concours de pétanque, en Bretagne. Sur le rebord, le nom du champagne est encore visible.

Elle nous déballe toute sa garde-robe sans âge ni goût. Entre deux bisous au cadavre qui reste froid à l'excitation de sa belle, elle remplit les sacs de vêtements.

Et soudain un cri : « Oh ! j'vous mont'Kiki ! » Une sorte de vieux clown plein de poussière : « Fait'lui un bisou ! – Ben non, répond le pompier, on doit partir et on a un devoir de réserve. » Difficile de ne pas rire de la situation...

La fille arrive et lève les yeux au ciel. Elle nous explique que, régulièrement, c'étaient la police, les pompiers, la mairie qui appelaient, car le couple foutait un grand bordel dans le quartier. Ils ne se soignaient plus, car le centre de santé avait fermé, et ils ne voulaient pas voir les assistantes sociales.

Le taxi a emmené Liliane et ses sacs. Ses vingt ans d'errance et d'ivresse qu'elle a vécus comme une liberté, même si son Jean la maltraitait. Sûr qu'elle serait bien restée finir toutes les bouteilles, car peut-être croit-elle que la vie est une fête.

Ne faites pas des morts

4 novembre 2009

Cinquante-cinq pour cent des certificats de décès sont faits par des urgentistes. C'est dire si ce métier est impliqué, concerné et responsable face à la fin de vie.

Rions un peu avant la mort ! Le rire et le sourire sont les deux choses qui nous empêchent de montrer nos visages de mort.

Les petits plats dans les grands, la belle nappe et tous les enfants si bien habillés : on fête les morts. La convivialité autour de toute une smala de jeunes, de vieux, de beaux et de moins élégants. Ça sent l'amour et les attentions de chaque instant.

Mais dans les dîners de famille, l'alcool aidant, le ton monte toujours un peu. Au deuxième plat, ces foutues histoires de famille ressortent comme des épines dans le pied. Le frère aîné en profite pour resservir ses rancœurs œdipiennes et la sœur est empêtrée dans une paranoïa sentimentale. Ça gueule, d'autant que la cousine n'est pas d'accord avec les arguments du beau-frère sur la résolution du conflit israélo-palestinien, et ça, même boulevard des Batignolles, ça fait des dégâts. Le plus difficile fut lorsque le dernier a annoncé son homosexualité. Alors là, évidemment, ça n'a fait rire qu'une partie de l'assemblée. Et le grand-père en a fait un malaise. Le gendre, dermatologue, a appelé les secours. Il faut dire que le vieil homme n'allait pas bien du tout.

Comme d'habitude, je suis arrivé à ce quatrième étage en courant, pratiquement au bord de l'asphyxie, vu mes performances sportives. Dans le grand et bel appartement, tous les hommes sont autour du grand-père à donner des conseils sans aucune conséquence mais qui ont fait du bien à ceux qui les ont appliqués, comme de lui verser de l'eau sur le visage… Les femmes et les enfants sont dans une chambre à côté, en pleurs. L'émotion et la peur ont plombé l'ambiance de fête en quelques secondes. Cette bascule tragique qui fait qu'en un instant tout change est le propre de la situation d'urgence, qui casse toute notion du temps présent. L'événement qui fait mal, la nouvelle qui fait couler les larmes, l'accident qui angoisse profondément, et c'est toute la soirée de fête qui devient un chaos.

Alors que je me dirige vers le malade, le fils s'exclame chaleureusement, les bras en l'air : « Vous voyez qu'il bosse ! Il n'est pas que chroniqueur à *Charlie* et à France 5… Il est là… » Prendre en charge un infarctus avec un « fan », c'est certes flatteur, mais encore faut-il sauver le grand-père. Les infarctus du myocarde sont désormais emmenés sans perdre de temps en coronarographie pour déboucher les artères du cœur.

Avant de quitter l'appartement, je suis entré dans la chambre où s'étaient regroupés les femmes et les enfants. Leur gentillesse était aussi grande que leur détresse. Certains priaient déjà pour le malade, et, pour détendre l'atmosphère, je leur ai dit que c'était manquer de confiance en mes compétences, ce qui les a bien fait rire.

Toute la famille voulait suivre le grand-père à l'hôpital. Quoi qu'en disent certaines personnes, cette générosité n'est pas pesante, c'est la générosité du cœur. Que ce soit shabbat, Noël, ou les apéros à *Charlie*... il faut cultiver nos gestes de convivialité et de solidarité.

En sortant de l'hôpital j'ai vu tous ceux de sa famille arriver dans leurs voitures, et j'ai annoncé que le grand-père avait été sauvé. Mais, même à 1 heure du mat', il n'y a pas de place pour se garer. Alors, dans une sorte d'euphorie, ils ont mis les femmes et les enfants d'un côté du trottoir et les hommes ont commencé à s'engueuler généreusement pour se garer.

C'est la science qui a sauvé cet homme, pas la religion. Ce sont les services publics et la nation qui ont fait arriver les pompiers, le Samu... pas leur croyance. Juif, catho, musulman... Peu importe les croyances pourvu que le service public soit là.

Défendons l'avortement !

10 novembre 2009

Le combat des prochaines années va être la défense des droits de l'homme et de la femme. Notamment celui du droit à l'avortement, qui est combattu par tous les intégristes religieux. Les fondamentalistes islamistes ne font que commencer la guerre contre l'avortement et vont s'allier avec les cathos intégristes.

Nathalie habitait un petit village et avait trois potes d'enfance. Depuis le temps, ils se connaissaient bien. La belle était partie à Paris faire ses études, et, ce soir-là, les trois hommes sont venus dîner chez elle. Ils ont bien picolé, bien rigolé… Jusqu'au moment où elle a refusé de coucher avec les trois. L'horreur a commencé, avec des insultes salaces de ces hommes devenus bêtes sauvages. Deux d'entre eux la tenaient fermement par les bras pendant que le troisième la violait. Elle criait et ils se marraient encore plus, en la forçant à boire. L'un d'eux voulut la prendre par-derrière pour l'humilier encore plus, tout en lui hurlant qu'elle aimait ça. Les trois ont recommencé encore et encore… Elle pleurait tant et plus, tout s'effondrait.

Combien de temps le crime a-t-il duré ? Trop longtemps. Ils sont partis en vociférant leur contentement de mâles, la laissant au sol, salement amochée. Les ecchymoses et hématomes, les douleurs, la sidération morale et l'écrasement psychologique, ses pensées comme prises sous un bombardement.

Elle resta sous la douche de longues heures. Sa mère passa au matin pour rapporter le linge et comprit tout. Tout de suite. Direction les urgences. Sitôt arrivées, contraception du lendemain, sérologies, prévention du sida et entretien avec une psychiatre… Les infirmières étaient aux petits soins pour cette femme sidérée et brisée, le regard dans le vague avec son visage d'enfant de 18 ans, et sa mère.

Pendant ce temps, le père était allé à la police. Il paraît que les trois violeurs étaient toujours dans un bar, complètement ivres, et qu'à leur réveil, en cellule de dégrisement, l'un ne se souvenait pas de grand-chose, un autre pleurait tout le temps et le dernier disait qu'elle voulait…

Mais combien de femmes n'ont pas trouvé le courage d'aller porter plainte et ont découvert leur grossesse… Le droit à l'avortement a été une conquête essentielle des féministes. Jadis, pour avorter, les femmes se faisaient véritablement torturer à coups d'aiguille à tricoter dans le vagin et l'utérus. Parfois, tout était perforé ou infecté, et elles en mouraient. L'IVG est un progrès médical et une avancée sociale. Ce droit fondamental des femmes ne peut pas être dépendant de la religion.

Aujourd'hui, en France, dans un silence scandaleux, des centres d'avortement ferment. Celui de l'hôpital Tenon est occupé, et, rien que sur l'Île-de-France, quatre autres ferment leurs portes. Même chose à Lyon. Les centres du Planning familial voient leur budget fondre. Que reste-t-il aux femmes ? Attente aux urgences et culpabilisation à outrance, sur le mode « Elle n'avait qu'à prendre la pilule »…

Aucune femme n'avorte par plaisir. C'est à chaque fois un traumatisme. Ne laissons personne revenir sur ce droit. Bougeons-nous ! Allons aux manifestations. Soutenir le Collectif national pour les droits des femmes et Femmes solidaires, c'est protéger les femmes et la société. Défendons ce que les cathos intégristes et autres groupes religieux aimeraient tant voir disparaître. Là encore, ce sont les valeurs de la république que nous défendons.

Bien ou mal, en taule

18 novembre 2009

L'augmentation des plaintes en justice contre les médecins et les hôpitaux est un problème. Mais la société française tente de devenir un vaste plagiat de série américaine où tout le monde fait des procès à tout le monde. Époque de paranoïa, de repli sur soi-même, de pervers. Le goût des autres et l'art médical se mesurent dans la relation humaine et pas en fonction d'une plaidoirie ou d'un verdict.

Hôpital d'Orange, décembre 2002, la grossesse se termine mal pour la maman. Les équipes se pressent : pas une minute à perdre pour sauver la mère et l'enfant. Les sages-femmes, anesthésistes, pédiatres, gynécologues, infirmières, tout le monde fait son possible, avec les connaissances scientifiques et protocoles de l'époque. Mais pas de miracle ni de science-fiction... La médecine est une science humaine. Le cœur de l'enfant repart, et il est transporté à Nîmes en réanimation. Il est atteint d'une maladie génétique très rare, et l'anoxie a sans doute entraîné des séquelles épouvantables. Les équipes de l'hôpital d'Orange ont fait leur job. Sachez que, quotidiennement, les gestes de réanimation sauvent des enfants.

Mais, dans ce cas, l'enfant est handicapé. La famille a porté plainte, car ils auraient voulu que l'équipe médicale ne fasse… rien !

La condamnation pour « acharnement thérapeutique » et les propos de l'avocat de la famille sont très graves : le tribunal a estimé qu'« en pratiquant ainsi sans prendre en compte les conséquences néfastes hautement prévisibles pour l'enfant, les médecins ont montré une obstination déraisonnable […] constitutive d'une faute médicale de nature à engager la responsabilité du centre hospitalier d'Orange ». Maître Alexandre Berteigne, l'avocat des parents, précise que « c'est le fait d'employer des techniques médicales jusqu'au-boutistes pour tenter au-delà du raisonnable de réactiver un corps qui était mort ». Nous n'avons jamais plus de quelques minutes pour tenter de sauver la vie… Qu'auraient-ils dit si l'équipe n'avait rien fait ?

L'autre soir, nous intervenons pour une jeune fille de 25 ans en arrêt cardiaque. En arrivant, les pompiers font le massage cardiaque : nous l'avons sauvée. Mais elle est en mort cérébrale. Les avocats semblent connaître ce que les médecins cherchent encore à définir : les « techniques médicales jusqu'au-boutistes ». Mais, justement, le but est de sauver la personne qui est « morte ». Lorsque le cœur s'arrête, vous êtes techniquement mort. Si des secouristes vous font un massage cardiaque et vous intubent, c'est pour mettre votre corps sous respirateur et vous administrer des médicaments afin de faire repartir le cœur. Mais, à cet instant, si l'on en croit l'avocat, il ne faut plus le faire, puisque la personne est morte…

Parfois, nous arrivons à sortir des personnes de la mort. Certes avec des techniques invasives. Le corps devient dépendant de la machine mais récupère. Alors, nous allons jusqu'au bout. Et la personne repart sur ses deux pieds, heureuse de vivre. Elle est sortie de la mort et vivra deux fois. Parfois, il y a des séquelles ou la mort cérébrale… Aucun médecin ne l'a voulu, mais la réalité est affreuse et confronte le monde des sciences à ces espaces encore inconnus, que seuls le temps et la recherche permettront d'explorer. Réfléchir sur l'avenir du corps et la place du handicap est un débat qui appartient à tout le monde, il n'est réservé ni au juriste ni au médecin.

Mais, attention, une ligne a été franchie. Les urgentistes, réanimateurs, anesthésistes ne réanimeront pas s'ils risquent d'avoir un procès alors qu'ils ont juste fait leur travail. Et ils auront un procès car ils n'auront pas réanimé… Les hôpitaux et la médecine, sans être au-dessus des lois et du droit, vont devoir s'attendre à une flambée de procès, qu'ils aient ou non fait leur travail…

En résumé, il faudrait ne plus rien faire et vivre dans un monde idéal de certitude et aseptisé de tout, un monde parfait, propre de toute maladie et de tout handicap. C'étaient exactement les théories nazies. Attention à ne pas marcher dedans…

Le périnée au zoo

25 novembre 2009

La sexualité des êtres humains n'a pas de limite dans ses fantasmes. Les relations zoophiles existent, mais je ne sais pas si elles touchent les responsables du FMI.

Les relations entre les êtres humains et les animaux ne vont parfois pas sans mal. Souvenez-vous de ces gueules de chiens qui ont égorgé des enfants ou de ces animaux abandonnés chez des propriétaires. Heureusement, ces cohabitations se passent le plus souvent très bien, et le principal désagrément est la morsure de chiens, de chats, de rats, de chevaux, d'ânes… Ou, plus rarement, de serpents, ces fameux nouveaux animaux de compagnie. La plus sale des gueules est celle du chat, dont la moindre morsure à la main semblera sans importance sur le moment mais transformera la main en citrouille pourrie en moins d'une semaine.

Mais passons à ce sujet si tabou : la zoophilie. Les gens ne sont pas très bavards lorsqu'il s'agit d'expliquer qu'on s'est tapé le toutou, la biquette ou autre minou. Hommes ou femmes, tous ne sont pas très fiers de ce qui se passe derrière les murs de leur chez-eux avec leur bête.

Un brave trentenaire voulait de l'exotique après avoir, selon lui, tout vécu sexuellement. Ce supermec vivait sa sexualité comme des Jeux olympiques, dont le stade était constitué par les quelques centimètres carrés de son périnée. La solitude de l'homme et ses quelques petits centimètres de sexe entraînent un débordement de son imagination et de son système hormonal. Il a voulu se faire faire une fellation par sa chatte. Elle, lucide, ne voulait pas. Alors il a enduit son sexe en érection de pâtée pour chat. La chatte a senti un peu l'arnaque et a envoyé un grand coup de patte. Furibarde du traquenard, elle a planté les griffes dans la bite en érection. Vu la turgescence, le sang s'écoula et Apollon tomba héroïquement dans les pommes. Il laissa passer quelques jours avant de désinfecter… Ainsi, il vint consulter pour l'infection de sa verge, dans une douleur effroyable. Une chatte s'était vengée d'une bite.

Cette histoire fit bien rire une amie vétérinaire, qui s'empressa de me conter ses histoires des relations sexuelles entre hommes et animaux. Par exemple : elle reconnaît ces femmes grandes et maigres qui se pointent avec des grands chiens type danois, elles ont une façon passionnelle de les caresser. Toutou, lui, attend et ses couilles pendouillent en plein air. De la léchouille à de véritables pénétrations, rien ne freine cette perversion, et sûrement pas la morale.

Ma collègue me raconta ensuite ce jeune homme qui lui demanda s'il existait des maladies sexuellement transmissibles entre l'homme et le chien. Elle répondit que oui et demanda pourquoi. Le fruste lui répondit que ce n'était pas pour lui mais pour sa femme, et qu'il trouvait « kiffant » de passer après le toutou. Le sexe de sa femme servait en quelque sorte de promenade à l'homme et à son chien... Tous des animaux, en somme.

D'ailleurs, souvenez-vous de ces soldats qui se tapaient des chèvres pendant les guerres. Mais il n'est pas rare que le monde agricole aussi se tape le poney, les chevaux ou les vaches... Ah, l'air de la campagne qui active les hormones... Et la vétérinaire de dénoncer les actes de ces pervers, inconscients des lésions vaginales qu'ils font en se tapant l'animal. D'ailleurs, pour elle, un animal maltraité de la sorte va souvent avec une femme battue ou des enfants maltraités. Les études des profileurs du FBI américain ont toujours montré qu'un tueur en série maltraitait et torturait des animaux avant de passer aux êtres humains.

Le feu

2 décembre 2009

Elle s'en est bien sortie, de cet accident. Elle a même suivi l'injonction à se soigner faite par la justice. Quant au feu rouge, l'autre jour, c'est une voiture de police qui l'a plié… au même endroit !

Le boulevard est bien calme en cette nuit d'automne en plein Paris. Les arbres sont comme morts, leurs feuilles les ont abandonnés et font les folles sur les trottoirs, poussées par le vent. L'autre forêt de la rue est celle des feux tricolores, sortes d'arbres modernes dont les mouvements ne sont pas le fait de feuillages, mais de la sempiternelle alternance du rouge, du vert et de l'orange. Dans ces quartiers chics de Paris, à 4 heures du matin, il n'y a plus d'habitants depuis bien longtemps, seulement des bureaux.

Dans ce désert en plein Paris, tous les véhicules de secours sont arrivés en même temps pour constater que Catherine était entrée de plein fouet dans l'un des feux rouges. Certes, pas très rapidement, car très probablement était-elle en train de s'endormir au volant. Mais, en percutant le poteau métallique tricolore, sa souche en béton se « déracina », et ce socle, tout doucement, fit levier sur l'avant du véhicule et le fit basculer, comme pour bercer la conductrice. Lorsque nous sommes arrivés, elle dormait, penchée sur le côté dans son véhicule, qui ne faisait plus qu'un avec le feu tricolore. Je réussis à entrer sans difficulté dans la voiture en sautant sur le côté. Moi-même, je m'étonnai de mon geste car, au cours de gym, je me faisais toujours bien mal. Ce qui n'empêcha pas l'étudiante en médecine qui nous accompagnait de me comparer à un jeune cabri… Cette comparaison me parut exagérée mais sympathique. L'intérieur sentait très fortement la vodka, le rhum, et un vomi de fruits et légumes entoura mes chaussures. Mais la pauvre accidentée ne fut pas vexée par la situation. Elle coopéra même en me tendant sa main pour lui poser une perfusion.

Cette jeune femme d'une quarantaine d'années balbutiait un « Laissez-moi dormir » dans un rot de distillerie. Les pompiers auraient pu remettre sur ses quatre roues le véhicule, qui était sur son flanc gauche, mais nous sommes à l'époque des procédures, alors il fallait faire une désincarcération, c'est-à-dire découper entièrement cette ancienne automobile. En l'espace de quelques minutes, le boulevard fut transformé en un son et lumière, avec de très nombreux camions de pompiers. Comme si nous assistions à une démonstration de tous les jouets Playmobil… Très rapidement, avec des pinces métalliques ressemblant à celles de crabes géants, on concassa tout le véhicule. Pendant ce temps-là, du sommeil du juste, Catherine dormait. Elle ne présentait absolument aucune lésion grave. Quant au feu, il continuait à passer ses couleurs en silence, pendant que la voix du personnage inconnu indiquait à des passants fantômes qu'ils pouvaient traverser. Au bout de trois quarts d'heure, la pochtronne d'un soir était dans l'ambulance, nous jurant qu'elle ne conduisait pas. Une fois l'opération terminée, tous les camions Playmobil sont partis, il ne restait plus que des hommes habillés tout en vert, venus faire le ménage. Le feu rouge, lui, perdit ses couleurs et disparut avec les services techniques. C'est ainsi qu'en l'espace de quelques minutes le silence d'un paysage moderne s'est animé d'un spectacle où chaque professionnel a sa place, comme dans une pièce de théâtre ou un orchestre où chacun joue sa partition. Le calme est revenu sur le faubourg. La forêt de feux rouges a perdu l'un des siens, et une RMiste sa voiture. Ce qui, à son réveil, n'arrangerait sûrement pas la dépression, pour laquelle on lui prescrivait quelques médicaments.

Vaccinés ou endormis ?

9 décembre 2009

Je m'attendais à un cataclysme, des malades partout, agonisant, s'attaquant aux hôpitaux, des trafics de médocs...

Et je ne comprenais pas pourquoi le ministère de la Santé et ses experts ne donnaient aucun moyen aux hôpitaux publics pour faire face à la menace de fin du monde. En même temps, les coffres du Trésor s'ouvraient aux labos et aux industriels pour acheter des vaccins et un médoc à la tonne. Plus de 1,5 milliard d'euros pour lutter contre cette grippe A, plus que le seul déficit des hôpitaux publics ! Comme pour les centaines de milliards donnés aux banques afin de sauver un capitalisme moribond, le gouvernement ne rechigne pas à couvrir d'argent les laboratoires pharmaceutiques. Mais pas un rond pour le service public, qui garde le plan hôpital-entreprise, mis en place depuis 2002 et qui a abouti à la loi « Hôpital, patients, santé et territoires ».

Si vous voulez comprendre les ressorts du montage médiatique depuis mai, en voici une des ficelles. Dès avril, un brillant professeur à la retraite, le professeur Derenne, passait dans les médias pour vendre ses livres sur les pandémies grippales. Après avoir écrit des livres de cuisine à rater une omelette, il s'était fendu d'un bouquin intitulé *Grippe aviaire, 500 000 morts en France*. Et de la même façon qu'il avait raconté n'importe quoi sur la grippe aviaire, le voilà qui s'empare de la grippe A ! Cet ancien pneumologue de la Pitié-Salpêtrière a travaillé avec son ami le professeur Houssin, actuel directeur général de la Santé. Le monde est petit chez les experts… Il y a quelques années, le professeur Derenne avait créé un pseudo-syndicat, aujourd'hui présidé par le docteur Aubart, chirurgien qui signe toujours les accords du gouvernement !

Lorsque *Libération* lance, le 8 septembre, un appel unitaire peu compréhensible sur la grippe A pour préserver la démocratie, les premiers signataires sont ces deux experts ! Mais, le lendemain, le quotidien cire les pompes de Bachelot dans une interview exclusive sur la grippe. Le hasard, ami lecteur, le hasard, vous dis-je ! La grippe A fait vendre, et c'est encore mieux lorsque ça plaît au pouvoir… Même si le lien entre grippe A et démocratie est un joli amalgame, personne ne peut être contre. En revanche, si on avait lancé un appel pour la démocratie sanitaire, l'accès aux soins pour tous, la sauvegarde des retraites, de la Sécurité sociale et des services publics, pas la moitié des signataires n'aurait signé.

Puis les semaines passent. Dans les écoles, les mômes ont bien compris : une petite toux, un petit nez qui coule, et youpi, l'école est finie ! Et les parents restent à la maison pour les garder.

Sans oublier les présentateurs célèbres qui l'attrapent et le font savoir, tels des héros sur le champ de bataille. Même l'OMS s'est étonnée que la France soit la plus contaminée par la grippe !

Et sur le terrain ? Ben, les collègues se marrent encore et ne voient pas arriver de vague de grippe A. Peu de médecins croient à l'efficacité du vaccin, les plus scientifiques sont dans la nuance et pleurent surtout les manques de moyens pour soigner tous les malades. Comme dit le professeur Gentilini, infectiologue : « Nous sommes en plein délire », et il émet des doutes sur ces experts qui conseillent l'État. Le professeur Debré, lui, parle d'« une grippette ».

Mais la grippe A rapporte gros : une sérologie inutile pour savoir si vous avez le virus, c'est plus de 250 euros non remboursés ! Alors que ce qui vous sauvera en cas de surinfection de la grippe, ce sera l'oxygène, la réanimation et les antibiotiques adaptés aux germes. Mais les moyens dans les hôpitaux diminuent et certains doivent virer leurs infirmières ! Curieux paradoxe de nos experts !

En fait, les vraies victimes de la grippe A sont celles de la crise sociale majeure de la France, dont plus personne ne parle. Le débat fait rage dans la médecine, et les devins experts ont peut-être commis une belle bourde qui va coûter cher au pays.

Ah, la grippe A ! Les empereurs faisaient des guerres pour unir les peuples contre des ennemis, eh bien, nous, nous avons un virus. Jamais un tel bordel n'a été bâti sur des hypothèses aussi douteuses. Est-ce la peste, le retour de la variole, l'invasion des Huns ou des autres ? Non. Une grippe. Une simple grippe, moins mortelle que la grippe saisonnière et pour laquelle il y a un vaccin. Jamais une telle déstabilisation du système de santé n'a été organisée. Plus de 700 sujets télé aux JT depuis avril. L'intox est en marche. Chaque expert du ministère a pondu un bouquin sur la grippe A. Certains annoncent des millions de morts. Et vous devez avoir peur, puisque ce sont des professeurs qui le disent. Il est vrai qu'ils l'attendaient depuis des années, la grande épidémie ! SRAS, grippe aviaire, vache folle... La France préférerait-elle la science-fiction à la science tout court ? Certes, ils n'ont pas vu venir la canicule et ses 20 000 morts en quinze jours, ils ne pensent plus au sida, ils oublient la tuberculose, la faim dans le monde... Mais le virus...

Je n'ai jamais eu autant de coups de téléphone ni de mails pour savoir s'il faut ou non se faire vacciner. Sachez d'abord qu'un vaccin n'est ni de droite ni de gauche. Il est une protection, issue de la recherche scientifique. Se vacciner regarde chacun d'entre vous, et ceux qui ont des doutes peuvent s'en ouvrir à leur médecin. Se vacciner n'entraîne pas d'adhésion à l'UMP ni d'affection sentimentale pour la classe politique. Ne pas se faire vacciner ne signifie pas que vous êtes dans une secte, ni que vous êtes de gauche ou plus crétin que la moyenne.

Ce qui est sûr : les femmes enceintes, les jeunes et les malades chroniques doivent se faire vacciner, en préférant le vaccin sans adjuvant. Sinon, eh bien, avec 111 morts, regrettables, depuis avril, il ne faut pas avoir peur de la grippe A. Elle est moins dangereuse que la grippe saisonnière, qui n'a pas une telle couverture médiatique.

En Belgique, ces vaccinodromes ont été arrêtés, et on vaccine très bien. Alors pourquoi n'avoir pas confié la campagne de vaccination aux généralistes, aux centres de santé et aux hôpitaux ? Chaque année plus de 10 millions de personnes sont vaccinées contre la grippe saisonnière, et tous les médias s'en foutent !

Le dernier épisode de ce bordel est la réquisition des toubibs de l'hôpital – au premier rang desquels les étudiants et les internes – pour aller vacciner dans les centres. Non seulement Bachelot ferme les hôpitaux, mais en plus elle les dépouille de leurs médecins ! Ils quittent leurs malades, voire les chirurgies en urgences, pour aller vacciner... Certes cela peut sembler une excellente idée, genre « Ensemble, tout est possible », mais elle produit l'effet inverse et désorganise tout. Pire : les personnels infirmiers, eux aussi, doivent quitter l'hôpital pour vacciner ! Pour le ministère, plus aucune autre maladie n'existe : tout pour la grippe A.

Et le point d'orgue : l'autre jour, ils ont décidé que les pompiers ne répondraient plus aux transports demandés par le Samu ! Incroyable mais vrai : il n'y a plus aucune urgence, sauf celle de sauver le discours alarmiste de Bachelot.

Et comme la grippe A ne fera pas autant de morts que ça, ils diront que c'est grâce à toute cette organisation et que tout va bien.

Père Noël… À boire !

23 décembre 2009

Les malheurs des gens les soirs de fête font basculer les visages de la joie à la détresse. La maladie ne s'arrête jamais, même pas à Noël.

Revoilà la belle époque de Noël et des sapins à la triste agonie, dans des maisons aux décorations rituelles où le kitsch devient talent, sans oublier le Père Noël. D'ailleurs, j'ai quelques confidences à vous faire, mais cela ne doit pas sortir de cette page. L'obésité du Père Noël témoigne de son alcoolisme et de son insatiable appétit. Il n'a jamais été résident dans un pays froid. Il reste à Paris et n'en sort que pour les fêtes. Il boit des coups dans un vieux bistrot du côté de Pigalle. « Père Boël », comme l'appelle son pote Max, *alias* « m'sieur à ras bord ». C'est lui qui aide le Père à faire le traîneau… Enfin, ils ont ressorti une vieille Simca 1000, car ils ont libéré les rennes un soir, après avoir lu la chronique de Luce Lapin. Mais, avec la neige de la semaine dernière et l'excellent morgon qui leur a été donné par le vieux nounours, ils n'ont jamais pu atteindre le périphérique. Cependant Papa Noël est généreux et, même s'il ne va pas partout, il aime bien que les gens croient en lui. L'autre jour, il s'est même mis en vert pour le Secours populaire, qui a lancé son opération de générosité. Sans oublier les Restos du cœur, la Mie de pain… Jamais les organisations caritatives n'ont été autant sollicitées et la pauvreté n'a été aussi grande en France. Raison de plus, pour ceux qui le peuvent, de se marrer. Et comme dit le Père Noël : « Un dernier à ta santé, par principe de précaution ! »

En entrant dans l'appartement, vers 7 heures du matin, tout était décoré. Le sapin faisait planer une bonne odeur de forêt. Les lumières bleues et blanches scintillaient dans les yeux pleins de larmes des deux ados qui avaient appelé les secours. Dans la chambre, les murs étaient recouverts de photos d'un bonheur passé, de vacances et d'enfants dont les sourires explosaient les visages. La fenêtre regardait la rue et la chute de la neige, et de rares bruits écorchaient le silence. Une femme jeune au teint pâle, lèvres bleutées et paupières closes, avait soufflé son dernier air. Elle n'avait plus de cheveux et sa maigreur témoignait de la dureté du combat qu'elle avait livré contre le cancer. Ses mains tenaient désormais l'air et le silence. À son chevet, son mari, désespéré, était anéanti par la fatalité. Ce père et ses deux enfants savaient bien que ce moment arriverait. La mort est passée chercher la maman et l'épouse. Le garçon nous demande s'il peut mettre le disque que sa mère adorait. La fille apporte du café pour tout le monde. Dix minutes auparavant, personne ne se connaissait, et nous voilà confidents et intimes autour de la table, avec le silence comme meilleur dialogue. Les yeux se croisent et les sourires s'esquissent. Le mari sort de la chambre et serre ses deux enfants dans ses bras. Il me faut remplir le certificat de décès et découvrir qu'à 39 ans elle a quitté une belle vie. Elle ne voulait pas que ses proches soient tristes... C'est raté, mais ils tentent de sauver les apparences.

En sortant, sur le trottoir, il y avait sous la neige un usurpateur du Père Noël qui distribuait des pubs pour des objets inutiles. En plus, je savais que Max et le Père Noël avaient enfin pu faire redémarrer la Simca et commencé à distribuer des songes et des rêves à tout le monde entre deux verres de bourgogne en hurlant « À cheval ! » à chaque démarrage.

Le bien beau secret, c'est qu'être heureux est le seul travail à accomplir. Chacun a son Père Noël. Ne vous en déplaise, l'humour et les rêves aident à tenir la réalité.

Sans fleurs ni couronnes, enterrons 2009

30 décembre 2009

L'année a commencé fort, en janvier, avec le rapport de l'Inspection générale de la santé, à la suite de la mort d'un homme qui a attendu douze heures un lit de réanimation médicale dans l'Essonne. Le manque de moyens dans les hôpitaux a été souligné. Un an après, rien n'a changé.

Février : la surmortalité est de 6 000 personnes par rapport aux années précédentes. Tout le monde s'en fout. Le projet de loi « Hôpital, patients, santé et territoires » est en débat et prépare la privatisation des hôpitaux. Les finances de la Sécurité sociale plongent et les malades boivent la tasse avec l'augmentation comme jamais du forfait hospitalier et les baisses des remboursements.

En mars, la France passe de la deuxième à la dixième place dans le classement des systèmes de santé européens ! Les auteurs indépendants de ce rapport reprochent à la France la corruption du système de santé, avec les consultations privées dans les hôpitaux publics, les dépassements d'honoraires et la sélection des malades par l'argent.

En avril, les contestataires de la loi Bachelot s'unissent en une manif qui restera sans effet, car l'Élysée retourne un par un les professeurs parisiens. La loi passera par le Sénat sans aucun changement. Concomitamment, les infirmières découvrent leur « ordre », que le gouvernement a créé. Elles sont furieuses, car il faut payer une cotisation. Pourtant, les syndicats les avaient prévenues... Des centaines de milliards d'euros sont donnés aux banques, qui vont recommencer à engraisser leurs traders, mais pas un rond pour le service public hospitalier, qui plonge dans la crise.

En mai, les politiques n'espéraient pas mieux pour faire oublier le KO social : la grippe A. Des millions de victimes prévues par nos experts professeurs, à coups de bouquins et d'interviews. C'est à qui fera les prévisions les plus morbides. Au cours de l'année, plus de 900 sujets seront diffusés aux journaux télé de 20 heures. Du jamais-vu. Ce sont 94 millions de vaccins qui sont achetés, avec des barils entiers de Tamiflu. Plus de 1,5 milliard d'euros – ce qui correspond au déficit des hôpitaux – rien que pour cette grippe A.

Juin : Michael Jackson est tué par son médecin et la terre entière découvre le Diprivan, anesthésique puissant. Soigné par un crétin, il meurt en imbécile. Alors, comme d'habitude, la France fait avec six mois de retard les conneries américaines et, à la fin de l'année, ce sera Johnny qui manquera de mourir après une opération et une infection nosocomiale, dans une clinique pourtant bien classée par *L'Express*... Mais, alors, les classements des journaux seraient inutiles ?

Juillet et août : déficit record de la Sécurité sociale. Entièrement monté de toutes pièces, l'État ne lui payant pas ce qu'il lui doit. Les lits ferment dans des hôpitaux totalement étranglés financièrement, et de très utiles services vont même être détruits, comme la maternité de Saint-Antoine.

Septembre : la fièvre de la grippe A monte par effet médias. Vous devez avoir peur ! Mais un vaccin arrive sur le marché... C'est bien foutu, non ?

Octobre : un plan d'économies et de fermeture de plus de 180 services de chirurgie est annoncé. Les cliniques privées se réjouissent du cadeau, et les Bourses aussi.

Novembre : le statut de praticien hospitalier est dissous, et c'est la fonction publique hospitalière qui perd sa notion de cadre médical. Mais, en attendant, la France invente les centres de vaccination pour la grippe A, qui vont être administrés par des fonctionnaires de tous les corps d'État. Un grand bordel inutile, car tout aurait pu être fait par les médecins de ville, les centres de santé ou les hôpitaux... La France devient un pays en voie de développement des années 1970.

Décembre : pour la première fois, plus de 400 chefs de service des Hôpitaux de Paris s'apprêtent à démissionner, pour protester contre la disparition programmée de 3 000 emplois sur trois ans... En attendant, Obama a fait passer sa réforme de santé.

Et demain ? À vous de deviner...

Les bas quartiers

6 janvier 2010

L'Assistance publique-Hôpitaux de Paris s'est toujours préoccupée des pauvres.

Son histoire et la construction de ses hôpitaux résultent de la priorité donnée à l'accueil des malades. Mais, après bientôt deux siècles, cette Assistance publique est désormais dirigée comme une entreprise, ce qui est une grave erreur.

Paris, comme toutes les villes, a fêté la fin de l'année. Lumières scintillantes, ivresse des vins succulents, cholestérol à foison dans les panses gonflées, triglycérides et autres lipides consommés *larga manu*… Les tables sont grasses de plats savoureux et les bisouilles de rigueur pendant qu'on regarde la télévision, qui dit que tout va très bien. Le pays est en joie. Mais, en arrivant dans le foyer Sonacotra, il n'en est pas de même. Noirs sont les murs et les visages, les lumières sont glauques, les ascenseurs en panne, les portes cassées, il fait très froid. Vincent Auriol doit être furieux, au fond de sa tombe, qu'un Pécuchet ait osé appeler ce trou de son nom. À l'entrée, un brave homme tout maigre nous attend sur le trottoir et nous souhaite la bonne année avec son sourire édenté et son bonnet usé de Val Thorens.

On passe dans des couloirs à l'odeur de bouffe malgré les 6 heures du mat', dans des coins des types prient sur leur tapis. D'autres partent avec leur tenue les uns de ménage, d'autres de la voirie, d'autres d'agent de sécurité ou avec des casques de chantier… C'est le 1er de l'an, pas férié pour tout le monde. Tout est sale mais bien rangé, tout est humide, mais une certaine convivialité est là. D'étage en étage, les hommes nous saluent. Il faut dire que nous sommes les seuls Blancs et que l'étudiante en médecine est la seule femme de tout ce bâtiment insalubre.

Dans un lit cassé, sous une piètre couverture, un vieil homme est malade. Les pompiers qui sont arrivés avec nous le connaissent bien et viennent « tout le temps » pour lui. Il est dans un coma diabétique, car il ne sait ni lire ni écrire et ne comprend pas la prise d'insuline, alors il se trompe et fait des hypoglycémies. Impossible de faire venir une infirmière, car personne n'ose s'aventurer dans ce foyer qui ressemble à un squat abandonné.

Dans la chambre de 25 mètres carrés où ils logent, ils sont quatre. Un grand drap les sépare de la salle de bains : juste un lavabo ! Il ne fait pas très chaud, car entre les vitres cassées et les portes qui ne ferment plus le vent serpente dans tous les coins. Notre accompagnateur nous demande si nous voulons du thé ! Hé oui, ce sera la première fois au cours de toutes ces nuits de fin d'année que quelqu'un nous proposera quelque chose, et ce sera dans ce foyer africain : un bien bon exemple d'hospitalité et d'identité nationale, mais du Mali !

Le malade paraît le double de son âge tellement la maladie le mine. « Il ne se soigne pas bien, il ne comprend pas son traitement et il veut travailler pour envoyer de l'argent au pays. » Alors, diabète ou pas, Mamadou va bosser tous les jours et se porte volontaire pour la moindre heure supplémentaire à faire. Ses journées terminées, il rentre au foyer. C'est un bout d'Afrique en plein Paris. Vous êtes forcément passé devant, mais vous n'avez pas voulu voir la vétusté des locaux, car la devanture est faite pour cacher la misère.

Nous l'avons transporté aux urgences, d'où il ressortira bien vite tellement ils sont débordés... Un foyer de misère qui engendre des haines profondes et sourdes et de la violence, avec le racisme dans tous les sens. Au rez-de-chaussée, il y avait une dizaine de ses amis qui attendaient pour savoir comment il allait. Ils nous ont souhaité une bonne année avec plein d'amour, et surtout la santé... Je dis : pareil !

Mano Solo est venu nous voir avant de partir

13 janvier 2010

« *Dessiner et chanter, c'est la même chose, on ne sait absolument pas ce qui va nous arriver. On se lance et, après, on accompagne son corps vers l'inconnu. Sur scène, pas de crayon ni de gomme, sur le papier, c'est pareil.* »

Mano n'est pas mort, car il est mon ami et le passé ne s'accorde pas à l'amitié. Mano est notre ami et celui de *Charlie* ! Il n'était pas malade, il était artiste ! Son œuvre fut bâtie autour de la peur de mourir et de ne plus être. Savant de la création et maître des rêves, ils sont peu à transcender la scène comme il le fit. Ses rimes et ses mots ne se perdront pas, car ils ont le goût de l'amitié, la profondeur de l'amour, la couleur des bons moments, la passion du temps. Mano hurlait ses détresses avec force et fracas. Sans relâche ni pessimisme, il a été le résistant d'un monde à la con.

Écoutez ses chansons, sa grande gueule de poète moderne a chanté Paris comme seuls Fréhel, Trenet et Barbara le faisaient.

Son caractère était difficile, et il en était le premier critique !

Mano nous « laisse le pire, les larmes », et, grâce à ses mots, « il est mort mais rien n'est fini ».

Il va tirer l'oreille à la mort et si un dieu passe par là, soyez-en sûr, Mano va lui piquer sa place ! Enfin !

J'ai rencontré Mano en 2004. Il m'a téléphoné, il était en Italie avec son chien et me décrivait une douleur d'infarctus du myocarde. Son état était grave, mais il avait été viré d'un énième service à l'hôpital Pompidou de Paris, car il avait insulté les médecins ! Alors il était parti là-bas sans soins ! Mano était dans une de ses phases de cache-cache avec lui-même et il ne voulut rentrer à Paris que deux jours plus tard. Je m'inquiétais pour lui, mais je le vis arriver aux urgences très cool, avec son chien et sa compagne. Il fallait l'hospitaliser en urgence, mais il me dit : « Me fais pas chier, je reviens demain. »

Pour soigner Mano, il fallait se calquer sur sa liberté. Son état cardiaque était tel qu'il fallut persuader les chirurgiens de lui faire ses pontages, car ils disaient que son état était trop grave. Tout était prévu, organisé, et les personnels montraient une grande empathie à son égard. Mais, juste avant d'aller au bloc, branle-bas de combat : il s'engueule avec le toubib. J'arrive et Mano me dit : « Je veux pas de cicatrice » ! Sa rigidité céda devant l'espoir de la vie. L'année d'après, j'étais allé le voir à un concert. Il savait que j'étais dans la salle, alors il a raconté l'histoire devant son public… Je ne savais plus où me mettre. Depuis, je l'ai toujours aidé et soutenu. Il n'avait pas fait de sa maladie un étendard ou une existence mais une bataille qu'il a menée avec force et rage comme je n'ai jamais vu de malade le faire.

Et puis, l'an dernier, il a chanté avec Cabu sur le CD de Noël de *Charlie Hebdo*. Il aimait le journal et en était critique. Chanter avec son père fut un grand bonheur aussi bien à écouter qu'à regarder, car le père et le fils s'aimaient profondément.

Ne croyez pas que Mano nous abandonne, il est la preuve qu'il existe une civilisation pour fondre de l'amour et le garder. Allez, Mano : fais chanter le vent et fais gronder l'orage quand nous n'avancerons plus.

Mano Solo est venu nous voir avant de partir. Il n'est pas mort, il prend quelques instants de repos…

Sans issue

20 janvier 2010

Les immeubles des quartiers chics sont parfois menteurs et cachent avec une grande habileté la misère, la pauvreté et l'agonie des solitudes. Nous sommes tous passés dans ces rues aux nombreux commerces de luxe. Il est 19 heures, la nuit est glaciale. La neige qui tombe fait silence d'hiver sans âme. Gilbert habite au rez-de-chaussée. C'est la vieille d'en face qui a téléphoné aux pompiers, voyant la lumière toujours allumée depuis trois jours. Par une petite fenêtre aux vitres sales, les pompiers ont appelé ; mais, sans réponse, ils ont ouvert la porte par la force.

L'odeur faite d'humidité, de putréfaction, de merde est insoutenable et nous colle au nez. Il y a deux pièces séparées par un petit mur sans porte qui ressemble à un vide-ordures plein. Une petite ampoule fait ce qu'elle peut pour donner de la lumière à l'abandon. Des ombres passées d'un bonheur raté serpentent sur les murs gris ! Gilbert est comme échoué sur son gros ventre, face contre la vieille tommette, et mort depuis quelques jours. Il est allongé près d'une paillasse posée à même le sol avec des couvertures de la SNCF et des Hôpitaux de Paris. Gilbert a tout gardé : les sacs, les détritus, les poubelles, les cartons, des assiettes de coquillages, les calendriers. Il devait y avoir un coin cuisine, car un lavabo devenu marron noir tente d'apparaître derrière un fatras de fringues miteuses et usées. Impossible de bouger tellement il y a de meubles cassés dans son 20 mètres carrés. Le frigo est éteint et renferme les chaussures !

L'odeur vient d'un chiotte chimique qui fait penser à une grosse boîte Tupperware à côté de son lit. Sur la table, il y a quelques ordonnances illisibles et des boîtes de médocs en quantité pour soigner un diabète et enlever le gras qui coulait dans son sang.

Un voisin passe et explique que depuis quelques jours il n'était plus à sa porte. Alors les gens anonymes se faisaient des réflexions en silence – « Tiens, il est pas là ? » –, car il faisait office de concierge. Mais l'anonyme ne dit rien et ne réagit que par des riens qui, cumulés, font pas grand-chose pour aider l'autre.

Les litres de vin rouge ne sont pas très nombreux mais tous vides. La vieille d'en face s'approche doucement pour nous raconter qu'elle le connaissait depuis plus de trente ans. Qu'il était très gentil et toujours serviable. Il était comme un enfant. Il ne se plaignait jamais et se trouvait même privilégié. Ce gentil homme pouvait rester là à regarder la rue des journées entières. Son plus grand voyage a été en métro, une fois, pour aller voir la vieille à l'hôpital, il y a plus de dix ans. Gilbert a juré de ne plus partir du bout de la rue et ne s'est jamais remis de la grande aventure !

Combien de cadavres sont mis en boîte puis passent sous terre ou partent en fumée sans que la république se pose de questions ? Mais mourir à 52 ans, dans un tel endroit, même s'il s'agit d'un handicapé, ça doit être éclairci. Où est le propriétaire de ce logement sans chauffage ni sanitaires ? La vieille le connaît, c'est le gérant du magasin de luxe un peu plus loin ! Il ne fut pas simple d'expliquer aux jeunes policiers que je refusais de signer le certificat de décès qui conduit à l'inhumation du macchabée et à l'oubli immédiat. Le jeune flic me dit : « Il est mort de mort naturelle, donc pour nous ça s'arrête là ! On n'a pas les moyens d'enquêter sur toutes les morts suspectes. »

Notre époque du chacun pour soi et tout pour sa gueule laisse tomber les plus faibles avec une facilité dégueulasse. Gilbert est mort, et tout le monde s'en fout ! Au suivant !

Haïti ou la banalité d'une catastrophe humaine : sept jours après, toujours aucune organisation !

Et aussi le 20 janvier 2010

Le merveilleux écrivain Dany Laferrière, lauréat du prix Médicis 2009, était présent à Port-au-Prince lors du tremblement de terre. Dans le quotidien québécois *La Presse,* il loue la solidarité de la population haïtienne : « J'ai fait le tour de la ville, aujourd'hui, 14 janvier. J'ai vu une population disciplinée, pas impatiente et qui s'entraide dans la catastrophe générale. Si les Haïtiens ont de la difficulté à organiser le quotidien de la vie, dans la catastrophe, ils sont extraordinaires. » Les écrivains d'origine haïtienne ont remporté cette année une douzaine de prix internationaux, ce qui est impressionnant pour un pays qui a autant d'habitants que le Québec. « Quand tout tombe, il reste la culture. Et la culture, c'est la seule chose qu'Haïti a produite. Ça va rester. Ce n'est pas une catastrophe qui va empêcher Haïti d'avancer sur le chemin de la culture. Et ce qui sauve cette ville, c'est le peuple. C'est lui qui fait la vie dans la rue, qui crée cette vie. Il ne faut pas se laisser submerger par l'événement », a affirmé Dany Laferrière. L'écrivain québécois d'origine haïtienne Georges Anglade et sa femme, Mireille, ont été tués lors du séisme.

Deux ans après, l'aide pour Haïti n'arrive pas. Où est l'argent collecté ? Les organisations d'aide humanitaire sont toujours aussi opaques dans leur gestion de l'argent reversé.

Il y a un charity-business bien organisé et qui récolte l'argent donné par des gens souvent aussi pauvres que les victimes. Les fonds ne vont jamais en totalité à l'aide. Où est passé l'argent du tsunami 2004, et notamment celui de la Croix-Rouge française ?

Nul ne peut rester impassible devant tous ces morts, tous ces blessés ou ces moribonds sauvés de justesse après des heures sous le béton ou la terre. Nous sommes tous révoltés par ces images, et tous volontaires pour aller en découdre. C'est pour cela que les pays riches arrivent en force, avec uniformes et matériels. Mais pour quoi faire ?

Lors d'un séisme, les besoins médicaux et matériels évoluent très vite. Ce n'est pas comme une épidémie, où une maladie correspond à un traitement. Un tremblement de terre entraîne, au début, une foule de patients polytraumatisés. Les heures passent, les morts augmentent, car les gens meurent compressés. La mort par hémorragie est très lente et douloureuse, aussi pas de temps à perdre, mais la mortalité est alors exponentielle. Au début, il faut du matériel fin. Les survivants qui sont pris en charge, tant bien que mal, vont peut-être s'en sortir, s'ils ne font pas d'infections ou de complications. De plus, après avoir été opérés, ils doivent être rééduqués. Dans une catastrophe comme celle-là, la médecine d'urgence n'est pas tout. La gestion moderne de ces drames ne s'arrête pas lorsque la une du 20 heures a changé.

Il faut des gros matériels de chantier. Au bout de deux jours, les personnes qui sortent des gravats souffriront d'un écrasement de muscles, rhabdomyolyse avec insuffisance rénale, et il faudra gérer des dialyses rénales (reins artificiels). Les besoins matériels seront de plus en plus complexes, de la grue au matériel médical, sans oublier la logistique des cadavres qui, actuellement, sont ramassés par les camions-poubelles ! Et, bien entendu, il y a la prévention des épidémies. Car sans eaux ni égouts ni organisations des déchets, très vite typhus, choléra et tétanos vont s'éclater comme dans une partouse de bactéries. Ce qui veut dire : des ingénieurs, des logisticiens, des ouvriers, des grues, du matériel... Le tout dans l'insécurité. Et le temps passe vite, et il y a encore, peut-être, des blessés sous les centaines de tonnes de gravats ! Pour les secouristes, choisir et accepter de ne pas sauver tout le monde n'est pas simple. Dans la désorganisation politique, le chaos d'une catastrophe est décuplé.

La prévention des crises et des risques existe, et l'ONU aurait dû anticiper depuis 2004. Mais c'est comme le devoir d'ingérence : ces idées permettent de beaux discours dans les cafés chics, mais peu de résultats sur le terrain… Huit jours après le tremblement de terre, les secours arrivent trop lentement et les politiques sont face à un exercice d'évaluation de leur pratique professionnelle ! Verdict : nul ! Alors, que faire ?

Carrefour de générations

27 janvier 2010

Après cette chronique, j'ai reçu un petit paquet de lettres pour aider le chat. J'ai dû vérifier, c'est la jeune voisine qui s'en est occupée, et, lorsque la dame est rentrée, le chat logeait dans les deux appartements, en passant par les fenêtres extérieures !

Quatre si belles avenues se croisent à ce carrefour en un tumulte bruyant ! Avant, c'étaient les grands cafés qui faisaient les angles de rues, maintenant ce sont des distributeurs et des banques.

La vieille, comme tous les matins, est partie vers 7 heures. A descendu ses quatre étages avec application, sans se séparer de son petit panier roulant en osier et de sa meilleure amie : la canne. Coquette, elle a mis son maquillage, sa bijouterie et son bibi feutré. Et engouffré son frêle corps dans un manteau bien joli des années 1960. Elle a dû arriver sur le pas de son immeuble vers 8 heures. Et en route pour l'aventure des commissions, comme tous les jours !

Elle est toute courbe à cause d'une cyphoscoliose qui n'a pas été traitée dans son enfance des années 1930, alors elle fait un peu « mêlée de rugby » à elle seule : bibi en avant et panier en arrière. Elle franchit des obstacles sans difficulté, comme les trottoirs, contourne les poubelles et autres bittes. La caravane ne s'arrête pas aux importuns ou aux doutes : la route est la même depuis des années sur son faubourg, et même les rares pigeons ne s'envolent pas à son passage, tellement elle fait partie du paysage. Petite pause sur le dernier banc du quartier, et hop ! Telle une fourmi bien chargée, elle repart. Il est 9 h 10 et elle doit traverser le carrefour, un peu comme d'autres traversent le Grand Canyon. Le feu est vert, alors elle patiente en un équilibre que des goujats qualifieraient d'instable. Pfff ! Les pieds écartés, courbure du corps en appui sur la canne, tenue par sa main droite, et déhanché du bassin dans l'axe de la main gauche, qui tient le chariot : vous tenez très bien ! C'est alors que tout a volé. Choc générationnel, sans doute, toujours est-il que le jeune homme, iPod dans les oreilles, bonnet posé sur sa tête de beau gosse mal rasé et portable à la main droite, a voulu freiner avec ses rollers, mais la flaque d'eau et la peinture du passage piéton n'ont pas voulu. Le jeune et la vieille sont partis, en une union brutale et généreuse, dans les airs pollués. Tourbillon du jeune, qui tente d'éviter la vieille, mais la canne fait porte-à-faux entre ses jambes. C'est le crac et le cri. La vieille a enlacé le jeune sans lâcher le panier et elle s'est blottie sous le « rolleur », comme pour se protéger. Le carrefour s'est arrêté, le temps que le ballet s'écrase en une fraction de seconde. Les voilà tous deux enlacés sur le bitume, et la foule regarde les grimaces du jeune et écoute le silence de la vieille. Les deux se parlent pour s'excuser l'un l'autre de ne pas avoir pu s'éviter. Aucun des deux ne hurle. Ils restent unis, tellement la fracture du jeune est déplacée à angle droit, et la déformation de la dame typique d'une fracture du col du fémur.

En arrivant sur place, le carrefour n'était plus celui de tous les jours. Sons des sirènes et lumière bleu et jaune des véhicules de secours. Séparer les deux sans douleur n'est pas si simple, car les corps s'immobilisent en cas de fracture et le moindre mouvement les fait hurler. Un peu d'anesthésie et de bonnes attelles, et les deux corps sont séparés. Lui était pressé d'aller à un rendez-vous pour un job mais va direct au bloc, comme elle.

Il est 10 heures et le carrefour reprend son fonctionnement habituel, telle une chaîne industrielle. Le jeune sortira bien vite de l'hôpital. Mais elle ? Elle n'a plus personne dans sa vie, habite dans un immeuble sans ascenseur et devra avec sa maigre pension payer tous les frais annexes. À son retour de la maison de rééducation, elle reviendra vivre chez elle ! Mais comment, à 87 ans ? Et qui va s'occuper de son chat, resté seul ?

La vie en boîtes

3 février 2010

Hélas ! Le jeune homme est décédé dans les semaines qui ont suivi…

Abdoul est tout juste majeur. P'tit gars d'un quartier chaud de Paris, il a attrapé froid et sent la fièvre monter… En plus, une douleur thoracique est apparue. N'y tenant plus, il se rend aux urgences. Fait rarissime à cet âge : il présente un infarctus du myocarde ! Mais, malgré l'heure tardive, l'hôpital public ne va pas le laisser ainsi. On le conduit en unité de soins intensifs de cardiologie. Le cardiologue lui fait l'écho, cherche, réfléchit, discute avec les réanimateurs des autres services et hôpitaux. Les bilans biologiques sont contrôlés, la ville dort et l'hôpital travaille. Le soleil n'est pas encore levé et le diagnostic de myocardite est certain. Épouvantable localisation d'un germe dans le muscle du cœur, qu'il est en train de bouffer. Le gamin va mourir.

Vers midi, le cœur et les poumons défaillent, et la seule solution est la circulation extracorporelle : remplacer cœur et poumons par deux machines ! Technique ultramoderne de la science. Toute une équipe de chirurgie cardiaque débarque avec un bloc chirurgical dans deux valises. Le jeune étant intransportable, la chambre se change en bloc d'extrême urgence. Deux gros tubes sont glissés dans l'artère et la veine fémorales et transportent, au rythme de 6 litres par minute, le sang du jeune vers un appareil qui fait le cœur et une boîte qui fait les poumons. C'est ainsi qu'il reste parmi nous, malgré un cœur défaillant et des poumons remplis d'eau. Son sang serpente dans les tuyaux et s'oxygène doucement le long du brancard.

Il s'agit maintenant de le transporter vers un centre de chirurgie cardiaque afin de le soigner avec des machines encore plus sophistiquées et, si cela ne marche pas, de lui faire une greffe cardiaque. Au pied du brancard, la pompe et le filtre, que surveille l'infirmière avec un professionnalisme sans faille. Le jeune dort grâce à cinq seringues électriques qui diffusent les drogues et autres médicaments. Pas moins de six médecins sont autour de lui. C'est comme un grand orchestre à la musique parfaite et si belle que l'on pense que ça doit être facile.

C'est alors que son meilleur ami arrive en hurlant, tel un personnage de Sattouf : « Houa, c'est koi ces conneries-là ? Vous êt'ki là koua ? » Je remarque ses faux diamants aux oreilles, ses cheveux enduits de gel qu'on dirait une boîte de cirage congelé, son pantalon à l'entrejambe au niveau des genoux comme s'il avait une couche pleine et sa fausse ceinture de kéké à la mode ! Il parle fort, lève les bras et secoue les mains comme un parkinsonien. Je lui explique, mais il ne comprend rien, n'écoute rien. Le collègue chirurgien arrive et lui demande de rester poli. Alors il se met à hurler et menace : « Houa, t'es ki toua ? Fils de pute... » Il ne se rend pas compte qu'il insulte le chirurgien qui vient de sauver son meilleur ami ! « A'na fout'... Vous faites une expérience sur lui... »

Après avoir calmé le jeune et le chirurgien, on a pu transporter le malade. Le brancard roulait avec les deux petites pompes qui tiennent dans les mains, comme si la vie ne tenait à rien. Si un des tubes s'accroche, la mort surviendra en quelques minutes.

Après avoir roulé à 15 km/h, nous sommes arrivés à l'autre hôpital. Son pote était déjà là. « Veux pas qu'il meure... et qu'il soit mal traité parce qu'il est pauvre et jeune de la cité. » Nous y voilà : la peur qu'on ne fasse rien pour lui, la culture du ghetto ! Plus de 50 000 euros ont déjà été dépensés pour lui. Il n'a plus de père, et sa mère a répondu qu'elle s'en foutait... Il lui reste son pote, qui a l'air d'un nouveau beauf. Avant de partir, j'ai prévenu tout le monde qu'il était là, une infirmière lui a apporté un thé, il pleurait tout seul à gros bouillons. Il s'est excusé car il n'arrive pas à tout comprendre, alors ça l'énerve. Rien n'est jamais perdu d'avance.

La reddition

10 février 2010

L'une des richesses de la médecine, c'est sa confrontation à toutes les situations sociales. Aucune intervention n'est identique à l'autre mais, contrairement à ce qui se dit souvent, les familles sont solidaires et se rassemblent lors d'un décès, même si c'est parfois pour commencer à prendre l'héritage.

Dès l'arrivée dans la rue, vous ne pouvez pas rater son balcon recouvert d'un paillage vert et de fleurs en plastique qui tranchent avec le grisâtre de l'hiver. Dans l'entrée de l'immeuble de ce quartier chic de Paris, tout le monde le connaît par son grade : « Le général » ! La concierge nous attend sur le pas de la porte, car ce personnage du quartier est malade, alors c'est tout l'immeuble qui souffre.

Devant la porte d'entrée, le paillasson est au carré. L'appartement est comme tous les appartements, avec, dans l'entrée, des chaussures rangées comme des fantassins au garde-à-vous et des manteaux raides dans leur cintre comme des cavaliers fantômes. Une femme en tenue de camouflage de la même couleur que le papier peint à carreaux blancs et verts nous accompagne. C'est madame la générale : pendant plus de cinquante ans de vie commune, elle a été et est toujours l'ombre du gradé, l'aide de camp. Le parquet bien usé et très propre craque et grince avec un son de bois précieux. Tout est rangé et impeccable comme à la caserne. La grande salle à manger-salon est un musée des armées ! Mais française, cher lecteur, car, même à l'hiver de la vie, le patriotisme ne supporte pas de fléchissement. La photo de De Gaulle ne vous aura pas échappé, massive, encadrée d'or et plus grande que celle de Jean-Paul II, qui est dans une robe d'un blanc à le confondre avec le bonhomme Michelin.

Le général est là, dans un beau fauteuil en cuir, rasé de près et emballé dans une robe de chambre stricte. Il semble inerte. Son arrêt cardiaque a été soudain comme un coup de canon. Il s'apprêtait à lire son *Figaro*. Sans doute une rupture d'anévrisme.

Ancien général de l'armée de terre, il fut compagnon de la Libération et a fait toute sa carrière dans la Grande Muette. Son épouse est toute surprise qu'il soit mort, car il allait très bien ! Un militaire tient, mais ne se rend pas à la maladie. En tout cas, même mort et malgré ses 89 ans, il en paraît 60. Mais sa femme ressemble à une bougie en fin de luminescence et elle se demande comment elle va faire maintenant qu'il n'est plus là.

À l'entendre, l'homme aux grands galons se levait toujours à 5 heures du matin et faisait ses exercices physiques. Il ne prenait jamais l'ascenseur, il marchait tous les jours une heure et, parfois encore, allait trottiner dans le petit parc. Il allait à des conférences au Collège de France, il présidait des associations… Il ne manquait plus que le clairon le matin et l'immeuble était une caserne.

Mais derrière nous, entre tous les livres sur les guerres diverses et variées, le brave pépère collectionnait les armes ! Appartement cossu ou armurerie, la différence n'est pas facile tellement il y en a de toutes formes et toutes époques. Était-il en train de reconstituer Fort Alamo, pensait-il que le désert des Tartares se situait sur l'autre rive de la Seine ?

La belle-fille arrivée sur place nous explique qu'il y a quelques semaines le fils du général l'avait décidée à aller rendre à la police les armes non neutralisées qu'il avait gardées. Deux grosses valises de flingues et quelques fusils de la Seconde Guerre avaient été rapportés. Le général avait en quelque sorte rendu les armes. Il faut dire qu'il commençait à ne plus avoir toute sa tête et qu'il avait hurlé, une nuit, par la fenêtre quelques appels incohérents. Il était sorti un jour en tenue de général pour le haut et pyjama pour le bas, mais la concierge l'avait renvoyé dans son QG. Malgré tout, il avait encore de belles éclaircies de conscience et aimait parler des combats menés contre les nazis et les vichystes.

Toute la famille arrivait, comme les clichés de cette France d'une autre époque des dessins de Jacques Faizant. Il montrait bonne figure, comme pour relever un étendard familial qui venait de tomber. Les héros ne sont plus ce qu'ils étaient, sauf pour trouver une boulangerie ouverte le dimanche matin ou tout simplement du travail. Rompez !

Un Z qui veut dire idiot

17 février 2010

Le lendemain de cette chronique, RTL a donné la parole aux associations de défense des droits des femmes.

Dans sa chronique du 3 février, sur RTL, Éric Zemmour s'est livré à une attaque en règle contre l'avortement. RTL, première radio de France, a pendant quelques minutes diffusé un argumentaire affolant de bêtise, et Vincent Parizot, pourtant excellent journaliste, n'a pas du tout contredit Éric, maître de la mauvaise foi. Élisabeth Badinter a bien raison de dire que les attaques contre les femmes sont massives et bien organisées.

Les cordes vocales de Zemmour ont vibré pour regretter que, depuis la loi de 1975 sur l'IVG, il y ait eu 200 000 avortements par an ! Selon son calcul, nous devrions être « 72 millions » ! Et pourquoi pas 10 milliards, si on compte tous ces spermatozoïdes perdus dans les éjaculations et tous ces ovaires abandonnés au bout des cycles menstruels non fécondés !

Ouf, il n'y a eu qu'un Zemmour ! Mais ce cher Éric, qui veut humblement « faire réfléchir sur le poids négatif qu'engendre l'avortement sur la croissance, la politique et l'économique », se pose LA question : « Quel corps appartient à qui ? » Car « nous avons tous été fœtus ». C'est énorme ! Je me souviens bien de quand j'étais fœtus, et, comme je suis claustrophobe, j'ai été très content de sortir de là ! Zemmour regrette peut-être cette époque et d'en être sorti, mais il en rajoute en expliquant que, comme 70 % des femmes qui avortent sont sous contraceptif, cela prouve que rien ne sert à rien et *vice versa*, et tout est dans tout, comme disait mon oncle à ma tante. Pour Éric, la loi Veil est un « pis-aller compassionnel ». Et de se moquer du discours même de Bachelot, qui a déclaré que l'IVG devait devenir « une composante obligatoire de l'offre de santé ». Bachelot a raison, car si la république ne défend pas le droit des femmes et leur accès au progrès scientifique, qui le fera ?

Simone Veil, lors de son discours pour défendre sa loi, avait mis en avant la protection des femmes. Les Zemmour ont oublié. C'était l'époque que ce brave Éric regrette, celle où la contraception n'existait pas, où le viol n'était pas un crime, où les femmes n'avaient pas le droit de vote… Alors, pour ne pas avoir d'enfants, ce n'était pas simple. Il y avait bien les préservatifs, qui étaient comme des gommes de pneu après avoir été en boyau de porc. Sans contraception, les femmes faisaient des enfants plus par diktat masculin et physiologique que par volonté.

Alors, si elles ne voulaient pas du bébé parfois issu d'un viol ou d'un inceste… elles allaient voir les faiseuses d'anges. En général, c'étaient des vieilles femmes qui sévissaient dans leur cuisine et pratiquaient des avortements comme d'autres font du boudin. À coups de pique ou d'aiguille à tricoter, sans anesthésie ni aucune asepsie, elles passaient par le vagin avec leur instrument. Visaient approximativement le col utérin et enfonçaient la pique pour tenter, à l'aveugle et dans les cris de la femme, de casser l'œuf. Ensuite, elles tournaient comme pour battre une sauce afin de détruire les tissus dans lesquels l'œuf s'était posé. L'utérus étant abondamment vascularisé et d'une fragilité incroyable, une hémorragie débutait, souvent cataclysmique. Un torrent. La tricoteuse expliquait que c'était normal et la femme, les linges couverts de sang, rentrait avec sa douleur et sa détresse. Si elle échappait à l'hémorragie, elle était rattrapée par une infection effroyable et mourait d'une septicémie. Certaines en réchappaient, mais toutes se trouvaient gravement mutilées, ne pouvant souvent plus avoir d'enfants.

Les Zemmour et autres antiféministes ne sont pas très éloignés des intégristes religieux qui traquent les dessinateurs et veulent garder les femmes comme simples organismes de reproduction. « Les Grosses Têtes » de RTL sont parfois précédées transitoirement de grands cons.

Les tonneaux de la nuit

24 février 2010

C'est une ode aux ivrognes. Et un salut amical à mes amis Charb, Luz, Bruno, Toulis… Vive le vin et l'amour !

Les vendredis et samedis soir, la France vide ses bouteilles de pinard. Que celui qui n'a pas bu jusqu'au plus profond du tonneau, là où l'ivresse fait découvrir l'illusion d'un monde heureux après les premiers verres, cesse de lire ce tanin de chronique. Hips ! La réalité sombre prend des couleurs avec la hausse de l'alcoolémie. N'attendez plus rien que la bouteille suivante, faisant oublier le chômage, la femme qui est partie, les enfants qui vous manquent, les maladies, la solitude qui vole, remplacés par les litrons et les flots du jaja. Celui qui n'attend plus rien de la vie découvre un jour nouveau, rigole de ses peines, efface ses angoisses, devient tellement sûr de lui que déplacer la Terre lui est aussi simple que de marcher sur la Lune… Hips ! L'ivresse avance avec le temps. Les gestes sont amples et les propos vulgaires pour les belles, et provocateurs pour les mecs.

Tout passe doucement au fur et à mesure des verres et des bouteilles, et l'euphorie remplace la tristesse. La courbure des lèvres quitte les côtés des mentons pour remonter, comme pour toucher les yeux rougis. Le sourire illumine les joues rosies par la joie, et les chemises et cravates s'en vont avec les taches de vin. La carte bleue devient noire à force de passer dans le boîtier. Ohé !

Ce jeune cadre de banque s'est écroulé dans un virage en sortant du bar. Son petit casque l'a quitté avant la chute et le scooter est parti tout seul. Le voilà sans ses dents de devant, restées dans le caniveau, et avec le nez écrasé. « J'vas ben et gnaba cha traba. » C'est le moment de choix pour appeler tout le répertoire de son portable afin de se donner la prestance du bon cadre dynamique de 24 ans, tout en titubant tel un marin en pleine tempête. Son dernier appel avant extinction de la batterie a été : « Bagna qua ma qua me rappler k'ulé, si tu veux... t'embaz ma ĕrie ! Ah merde... est mon chef s'us trompé ! Meerrde ! » C'est alors qu'il a accepté de s'allonger sur le brancard. Et, après un rot épouvantable, il a commencé à s'agiter. Les aides-soignants ont tenté de l'attacher pour qu'il ne tombe pas, mais il est devenu violent. Nous avons fini par le lâcher. Le brave homme a mis alors sa main dans son slip et s'est gratté les organes génitaux, en tenant son sexe érigé sous l'effet de l'ivresse et, sans doute, à cause de la présence des infirmières. Puis le bonhomme s'est mis à ronfler. RRRRZZZZZZ...

Quelques heures après, il fait un grand pipi sur lui. L'alcool est un bien doux diurétique. La pisse chaude lui fait faire un petit sourire. Le personnel le change tout en parlant de la météo et de la violence dans les écoles. Lui ou un autre, ils sont tous pareils, le week-end. Ils lui mettent une grande couche-culotte.

Douze heures après, le brave, redevenu jeune, homme, se réveille. Entouré d'autres ivrognes. Le voilà la couche pendante, humilié, debout avec un sac contenant ses vêtements trempés et puant le pipi et le vomi. Ses papiers et sa carte bleue avaient disparu bien avant son arrivée avec les pompiers. Car, mine de rien, il a mobilisé cinq pompiers, autant de flics, un service d'urgences, cinq infirmières, deux médecins, un bilan sanguin, un scanner cérébral... Lui a oublié les insultes au personnel, ses violences... Mais il vient de se voir dans la glace, sans ses dents et le nez enfoncé.

Alors il redevient gentil : « Pomment paire maiffenant ? » Pas facile, car il en a pour un paquet de séances chez le dentiste et de chirurgie maxillo-faciale. Sans oublier la carte bleue, qui s'est envolée... Oups, que cela ne vous empêche pas de faire la fête et de vous amuser. Mais assurez, pour ne pas avoir de larmes aussi inutiles que vos regrets.

Habiter chez son chien

3 mars 2010

Le candidat à l'élection présidentielle qui parlera des animaux, des chats, des chiens, des chevaux, aura un sacré paquet de voix en plus !

Tout le quartier connaît cette fenêtre. Cette vieille est devenue une légende derrière son carreau, à faire non de la tête toute la journée en regardant la rue. Cette rue a vu fermer ses cafés, sa poissonnerie, son libraire, son quincaillier et son cordonnier. Un distributeur de billets de banque, un cabinet d'assurances et un sex-shop les ont remplacés.

Nul ne peut dire la date à laquelle elle est apparue dans ce quartier. La rumeur qui court dans les caniveaux dit qu'elle a été pute. Enfin, c'est la rumeur du trottoir de gauche. Le trottoir de droite dit qu'elle a été la caissière du fleuriste de la rue du cimetière. Toute une vie à donner des fleurs pour les cadavres, comment voulez-vous que sa retraite derrière sa fenêtre, à regarder une rue devenue morte, puisse la changer ?

Mais elle ne vit pas seule. Il y a le chien. Plus connu sous le nom de Carlos, en hommage à Carlos Gardel, car elle adorait le tango. Son chien est un caniche blanc dont elle a laissé pousser les poils des oreilles et rasé tout le reste du corps. Il ressemble à un morceau de plâtre avec deux paquets triangulaires de gâteaux de chaque côté de la tête. Ridicule, avec une pointe noire au bout du nez, on dirait un Pierrot de la lune écrasé.

Elle avait ses habitudes : tous les jours, elle sortait juste après la cohue de la rentrée des classes de 8 h 30. Elle avait renoncé à sortir en même temps que la vague des enfants fougueux et des scooters en retard. Une fois, elle avait failli tomber. Elle en parlait tout le temps et avait peur.

Toujours est-il que, le mardi, la boulangère s'est dit : « Tiens, ça fait un moment qu'elle n'est pas venue. » Alors elle a regardé pendant deux jours la fenêtre, pour voir si elle dodelinait au carreau sale. Personne. En parlant à un des voisins ce matin-là, ils se sont dit : « Ah ? » Il a fallu attendre quelques heures pour que l'aéropage se dirige vers la porte de l'appartement. Ils ont entendu le chien aboyer, grogner puis se taire. Ils ont été rejoints par la vieille voisine aux cheveux violets et en robe de chambre depuis dix ans, puis par l'étudiant du dessus en jogging depuis sa naissance. Tous devant le paillasson, comme dans une pièce de Beckett, ils ont réfléchi et ont décidé de téléphoner aux pompiers en s'excusant d'emblée de les déranger.

Le premier secours arriva. En tenue de feu, un pompier monta à la grande échelle comme un agile artiste funambule de la cité. La police bloqua toute la rue. L'animation en bleu et en sirène faisait comme un show ! Le chien hurla de plus belle lorsque le sapeur ouvrit la fenêtre à coups de hache. Le chien lui fit quelques trous dans l'ourlet de l'uniforme.

L'odeur était caractéristique des bactéries, qui avaient commencé un banquet de cadavre en putréfaction. Elle était morte depuis plusieurs jours, dans son sommeil, sur son lit. Les chaussons bien rangés. L'appartement était impeccable de propreté, avec la fameuse chaise au pied de la fenêtre, comme une vigie. Et, partout, les photos du chien, qui semblait avoir hébergé la dame chez lui. La cuisine ? Des piles de croquettes et des écuelles près de l'évier. La petite entrée ? Des laisses et des sacs pour sa merde. Le petit salon était équipé d'un canapé couvert de poils. Facile d'imaginer la pièce avec le chien se prélassant sur le canapé et la vieille sur sa chaise, qui regardait la rue en faisant non de la tête.

Après avoir signé le certificat de décès qui venait clore, à 80 ans, la vie de Célestine, il fallait s'occuper de Carlos. La voisine semblait connaître ce chien, qu'elle appela et qui rentra chez elle comme si c'était déjà chez lui. S'est-il emparé de l'appartement comme d'autres emménagent ailleurs ? Petite fable d'une civilisation parfois un peu triste.

Leçon de catastrophe

3 mars 2010

Ces dix dernières années ont été marquées par la casse des services publics. Mais vers qui tout le monde se retourne en cas de drame ? L'État et sa fonction publique, qui sont, et restent, une grande modernité et l'expression de la solidarité nationale.

Du vent, des vagues, des figures mal réveillées, les pieds dans l'eau et plus de 50 morts sur les côtes au cours du week-end dernier. Et l'île d'Oléron perd ses huîtres, l'île de Ré ses toits, la Vendée a vu chuter ses arbres. Le littoral s'envole ! Pour une surprise, ce n'en est pas une ! Une catastrophe est par définition imprévisible et le travail de l'État est de l'anticiper. C'est le propre des services de sécurité : attendre et être prêt. Pas si simple, car, dans l'incroyable crise que traverse notre pays, les moyens manquent partout.

Qui le peuple appelle-t-il en pleine nuit ? Les pompiers, la police, le Samu. Qui s'est levé sous la pluie battante pour prendre la route et aller chercher la vieille et son chat, le vieux et son chien au fond du bourg ? Les organismes de services publics. Qui a été dans l'hélicoptère pour repérer la victime et traquer le désespoir de la personne seule ? La sécurité civile. Qui s'est empressé de répartir les moyens pour faire partir au large des bateaux qui risquaient de polluer ? Les administrations de l'État, *via* le préfet Masse.

Dans les hôpitaux, il fut impossible de transférer les malades dans des services dont ils avaient besoin, car ils ont fermé ! Alors le personnel s'est arrangé, notamment pour les patients de réanimation. C'est un argument majeur contre le démantèlement des services d'urgences et des hôpitaux publics. Exemple ? Les autorités veulent fermer le Smur de Royan en dehors des périodes estivales, comme si la région ne vivait pas en dehors des vacances.

La révision générale des politiques publiques orchestre et applique la volonté néolibérale de Sarkozy et des ultralibéraux pour les prochaines années. Elle vise à ne plus remplacer qu'un fonctionnaire sur deux qui partent à la retraite, à supprimer des postes de pompiers, policiers, administratifs, infirmières, médecins, militaires… Privatiser l'électricité, le gaz, les transports… Il s'agit d'une atrophie généralisée et complète des services publics, et donc des trois mots de la république.

Il est paradoxal de voir la frénésie avec laquelle la France s'honore de partir lutter contre les catastrophes ultramédiatisées dans le monde, pour les oublier aussi vite, et de voir comment notre pays s'étonne d'un drame sur son territoire ! Le politique « se félicite » de la gestion des secours ou « se scandalise » de la lenteur des prises en charge, mais, dans un cas comme dans l'autre, de Ségolène Royale à Villiers et Fillon, tous sont dans la même logique de gestion à courte vue et ont contribué à détruire le littoral et à privatiser tout ou partie des systèmes de sécurité publique.

La fraternité républicaine est là pour contrer la violence de la solitude et le désespoir des circonstances. Mais le monde des grands argentiers aime privatiser la sécurité, car elle est un bon argument pour monter les prix et tout basculer sur le système assuranciel.

Une fois que les journalistes et les caméras de télé seront repartis, les sinistrés en découdront avec les assureurs escrocs, les voleurs d'indemnités, ou leur propre drame. Et, comme lors de la tempête de 1999, des bonshommes monteront sur leur toit pour réparer eux-mêmes les dégâts et tomberont. Sachez-le, au-delà de trois étages, la mort est quasi inéluctable ! Ou encore certains bricoleront chauffage ou groupe électrogène et se tueront par intoxication au monoxyde de carbone. Sans compter ceux qui auront tout perdu, car des voleurs auront pillé leur maison abandonnée.

Préparer l'avenir devrait être une des missions des politiques mais, à part leur carrière et leur petit ego pour poser devant les médias, il n'y a pas grand-chose. Ah si… Pour l'instant, du vent et de l'eau.

Devine d'où je me suicide ?

17 mars 2010

J'ai revu par hasard son ami qui a recommencé une relation, il va bien mais pense toujours à elle.

Elle avait 23 ans et était aussi belle qu'intelligente. Ses amies lui demandaient conseil pour se looker. Partout où elle allait, les hommes se changeaient en loup de Tex Avery. Elle n'était pas branchée cul et avait préféré rester avec l'amour de son adolescence. Un vrai petit couple depuis sept ans, et bien heureux jusqu'à ce qu'elle échoue à ses examens. Elle voulait tellement réussir son entrée dans cette grande école d'élite. Alors elle s'était rabattue sur une fac de droit… Sans passion. Son fiancé, lui, ne s'en faisait pas et avait réussi son école de commerce. Depuis deux ans, elle se sentait flippée, avec des montées, lorsqu'elle était dans des foules ou toute seule, des insomnies. Elle avait beaucoup maigri, ce qui faisait l'admiration de ses copines qui reprenaient trois fois de la pizza. Son père et sa mère l'avaient décidée à voir un psychiatre. Et la dépression avait été diagnostiquée pendant que, sur son profil Facebook, tous ses bons amis ne la voyaient que comme la supernana.

Un soir elle est rentrée avec une pêche d'enfer, expliquant à son fiancé qu'une fête s'imposait. Ses amis furent surpris par sa brusque joie de vivre et sa convivialité. La fiesta fut une belle réussite. Le lendemain, elle passait régler ses dettes et ses comptes à droite à gauche, comme pour clore ses dossiers ! Le soir venu, elle avait organisé un petit dîner en amoureux avec son mec. Elle avait parlé de sa vie sur un ton devenu étrange, en aggravant tout, en ne parlant plus d'avenir. Lui avait picolé et bien rigolé pendant tout le repas. En rentrant, il était allé se coucher ivre mort et n'avait pu l'attendre pour faire un bon câlin !

Pendant la nuit, elle se mit sur sa page Facebook, expliquant que nul ne pouvait comprendre son désespoir et qu'elle n'arrivait plus à vivre, qu'elle cherchait une réponse mais ne savait plus la question, que rien ne valait plus la peine et que tout était difficile. Elle mit des photos de sa dernière soirée avec un mot en dessous de chaque portrait des amis pour leur dire qu'elle les aimait et qu'ils devaient continuer.

Au matin son ami se réveilla et partit tôt. Elle se leva pour le tenir dans ses bras et lui dit que tout irait bien. Il était en retard, alors…

Une fois parti, elle a téléphoné à son psychiatre, qui n'a pas voulu ou pu lui parler. Elle a aussi appelé sa meilleure amie, qui a bien senti qu'elle n'allait pas bien mais n'a pu lui parler car elle avait du taf. Elle a pris son iPod et est partie chez ses grands-parents, qui l'ont élevée à la place des parents. Entre-temps, elle a pianoté un SMS qu'elle a envoyé à tous ses amis : « J P plus.

Pardon. Personne pour comprendre. Vous n'y êtes pour rien. Je vous aime et vous embrasse. »

En arrivant elle a posé une lettre sur la vieille table. Elle a ouvert la fenêtre et a sauté. Son papy a vu la scène en une fraction de seconde et a entendu comme un sac de vieux bois s'écraser. En bas des quinze étages, la belle blonde aux yeux bleus était devenue en quelques secondes un cadavre désarticulé et couvert de sang.

Les pompiers et la police sont arrivés et, en moins d'une heure, tout était redevenu normal et nettoyé comme s'il n'y avait rien eu. Son portable sonnait de SMS ou d'appels de ses amis, qui voulaient savoir ce qui se passait. Les cris succédaient aux cris.

Les suicides chez les jeunes se sont modernisés, et les SMS tiennent désormais lieu d'appels au secours et ne sont pas aussi simples à déchiffrer. Mais, surtout, ils sont une arme de culpabilisation de ceux qui restent !

Une cellule médico-psychologique fut mise en place, avec psychiatre et psychologue, pour soutenir la famille et les amis. Tous s'en voulaient et réécoutaient son message ou relisaient le SMS. Les parents apprirent l'événement sur leur portable à leur arrivée à New York ! Alors qu'elle était à la morgue, son portable recevait encore des SMS pour savoir « K Ki Y A ? ».

La modernité de notre époque et toutes ses technologies et possibilités de communication sont un leurre. La solitude est toujours là et se loge parfois sans que cela se voie en vous. Le suicide ne fait pas de ravages que dans les entreprises, et la France est un des pays au monde où il y en a le plus !

Les doigts dedans

24 mars 2010

Cette dame est décédée depuis, mais chez elle, comme elle l'avait demandé, entourée des siens et de son chien.

Brave Margot livre une bataille, comme tant d'autres, contre un cancer. Comme si son corps avait muté, avec une chose en elle incontrôlable. La découverte fortuite après un crachat un peu sanglant de son cancer du poumon avait été un tournant dans sa vie, et trop tardif pour arrêter de fumer. Alors tout est devenu important ; le petit déjeuner le matin, les mots, les attentions, la présence de ses enfants, chaque respiration de l'air du printemps, telles de petites victoires. Puis sont arrivées les douleurs, en même temps que les métastases. Seule la morphine a soulagé l'insoutenable, mais elle a une conséquence intime et pénible : la constipation.

Un, puis trois, puis cinq, et voilà la dizaine de jours sans aller aux toilettes. Bouché. Pas simple d'en parler, mais elle se décide à téléphoner au cancérologue, qui lui dit d'aller aux urgences pour sa douleur abdominale. Elle n'a pas envie, mais il n'y a pas d'autre solution en ce dimanche matin. Elle a tout tenté, mais, rien à faire, plus rien ne sort.

Dès son arrivée, elle s'excuse déjà de nous déranger et se lance dans l'explication de son problème. Mais nous sommes là pour l'aider. La radio montre les matières fécales prêtes à partir comme un train chargé de terre bloqué sur ses rails. Le fécalome ne sortira pas seul. Impondérable du métier, il faut enlever la merde coincée au doigt, en passant par l'anus.

La situation peut sembler humiliante, mais les personnels de santé ont bien l'habitude de ce genre d'exercice si curieux vu de l'extérieur, et qui n'est pas aussi glorieux qu'une greffe. Depuis le temps que je fais mon job, j'ai dû enlever des quantités de merde, de quoi faire une petite colline… Oui, mais fertile, et je l'imagine avec des arbres et de jolies fleurs, mais je m'égare…

Après avoir expliqué ce qu'on allait faire à Margot, l'infirmière et moi avons préféré rire de la situation. Mon doigt a senti le problème bien dur, le deuxième a suivi. Je ramène de la merde au bout de mes doigts. Tout doucement, pour ne pas lui faire mal, et ce sont trois doigts qui, en crochet, ramènent une pâte marron beige. Les minutes passent, l'odeur s'estompe doucement par habitude. La merde, comme de la terre glaise collante, sort comme si je devenais un apprenti sculpteur d'argile. Par moments, d'énormes « prouts » ponctuent le creusement. La bassine est pleine d'un gros caca, mais la malade se sent mieux. Son corps cachectique fait peine à voir, et elle s'excuse à chaque minute. L'infirmière et moi faisons tout pour qu'elle n'ait pas mal et la soulager. Nous parlons de tout autre chose, de vacances, de météo, des problèmes du gouvernement… Mais difficile d'oublier que mes trois doigts sont dans son tube digestif comme d'autres sont dans un tuyau de canalisation.

Soudain elle sent comme une douleur étrange et émet un gaz énorme, dans un bruit de gargouillement abdominal. Elle pète ! Dans ce bruit de tonnerre digne d'un finale de pétomane, elle projette matière et liquide fécaux avec force et puissance. En une fraction de seconde, me voilà crépi de matière fécale de la tête aux pieds. La belle coiffure élégante de l'infirmière est couverte d'un liquide marron qui dégouline. Nos blouses sont un piqueté de merde. Et, en plus, ça pue.

Alors nous éclatons de rire pour affronter la situation, devant cette scène à la Buster Keaton. Mais Margot n'a plus mal et rentre chez elle ! Vous y voyez quelque chose de honteux ? Pas du tout, c'est un aléa du métier et un soin comme un autre, même pas prestigieux. Et la merde des patients est parfois plus propre que certaines idées sorties de cerveaux dits humains.

Boum

31 mars 2010

La peur de l'attentat est un sujet très complexe. Tout le monde réclame la sécurité, mais abuser de la peur permet une manipulation et de sursécuriser. Deux exemples : le Patriot Act aux États-Unis et cet attentat à Moscou.

L'attentat de Moscou est le scénario tant redouté des grandes villes, comme ceux de Londres en 2005 et de Madrid en 2004. Un terroriste est un gros con de beauf moderne : il vise les médias, la peur et le KO du peuple visé. Pour les médias, l'heure d'un attentat est connue : avant les journaux télévisés, et si possible en début de semaine. Ainsi, les tueurs peuvent avoir toutes les télés, avec les présentateurs qui, eux, espèrent quelque part devenir les Roger Gicquel du siècle, mais aussi tous les hebdos aux photos sanglantes et sensationnelles. Frapper tôt le matin ou vers 16 heures le soir permet de médiatiser un maximum. Si par exemple il n'y a qu'un blessé dans l'attentat et que simultanément un accident de voiture tue cinq personnes, c'est la bombe qui l'emporte ! Les terroristes sont des communicants.

Le lieu ? Un attentat dans une base militaire n'est bon qu'en Afghanistan ou en Irak. En France, les casernes sont vides ou presque, alors les terroristes taperont là où les médias pourront envoyer les caméras et les photographes faire des directs. Quoi de mieux que les transports en commun, toujours bondés, souvent à l'heure ? Une bombe dans un lieu avec une foule bigarrée, dans un espace quasi clos et aux heures de pointe, correspond pile poil aux moments où les médias bouclent. Les terroristes ne travaillent jamais au hasard.

Pour Paris, les lieux comme Châtelet-Les Halles, Nation, Défense, Concorde… sont des espaces très surveillés et régulièrement des exercices y sont organisés pour prévenir les attentats. Une fois de plus ce sont les services publics et eux seuls qui font le job. Encore un exemple qui bat en brèche la volonté du gouvernement de casser les services publics. Pour sûr que la généralisation des boîtes de vigiles et de toutes ces polices parallèles ne sert à rien en cas de drame.

Comment vont-ils faire ? Là encore les terroristes ne changent jamais une méthode qui paralyse un pays. L'explosion va tuer à un instant *t*, mais la panique dans les transports va augmenter le nombre de morts, la peur qui tue le cardiaque… L'explosion entraîne, par l'effet *blast* qu'est l'onde de choc, des lésions souvent irréversibles des poumons ou du tube digestif, en plus des lésions traumatiques et des brûlures qui vont tuer à petit feu, sans compter le choc psychologique, toujours sous-évalué. Mais, avant que les secours interviennent, ce sont d'abord les démineurs. Car la stratégie terroriste requiert une deuxième explosion afin de tuer les secours et sidérer ainsi la population. Double effet : vous marquez les médias puisque le pouvoir est à l'image. Et vous ajoutez des morts et de l'horreur : le terroriste tue les pompiers, les policiers, les personnels du Samu. L'effet de terreur est optimal.

À Moscou, ce sont des femmes dites kamikazes, ailleurs ce sont des enfants… Tout est possible. À Paris, le scénario le plus probable est un attentat dans le métro ou le RER. Sans pour autant qu'on puisse exclure le type d'attentats, après le vol d'un camion-citerne de kérosène ou de gaz, qui se voit dans les pays en guerre.

Les terroristes sont prêts à tout, et c'est pour cela qu'une nation doit se prémunir contre eux en ayant des services publics forts. Les secours coûtent cher, certes… mais moins que le prix de la liberté.

Simple exemple parmi d'autres

31 mars 2010

Cette chronique pour montrer le progrès considérable de la prise en charge des infarctus du myocarde et des arrêts cardiaques.

Paris, 16 heures, sous les nuages tristes du printemps. Lionel, 50 ans, vient de se servir un café et parle à sa collègue Lulu. Soudain, il se tait, renverse son café sur le clavier de son bureau et s'effondre. À ce moment, chaque seconde est lourde de sens et de souvenirs. Un homme commence un massage cardiaque. Les pompiers et une équipe du Samu arrivent à fond ! Mettre le respirateur, continuer le massage cardiaque, perfuser les médicaments, préparer le matériel… C'est comme un ballet où chaque danseur sait où, quand et comment faire pour être le plus performant. Je parviens à joindre son épouse, elle m'apprend qu'il fumait beaucoup, que, depuis quelques jours, il avait mal dans la poitrine, comme écrasée, et aussi à la mâchoire et au bras gauche, mais que son ostéopathe lui avait dit que c'était le stress. Un électrocardiogramme aurait sans doute montré que le brave Lionel faisait un infarctus du myocarde. Hélas, tout le monde peut se tromper, et l'heure n'est pas aux invectives. Il faut sortir le malade de la mort.

Le défibrillateur est posé et, par deux fois, tente de refaire battre le cœur, mais rien ! Alors, ultime chance pour le malade, lui installer une circulation extracorporelle et remplacer le cœur et les poumons par deux machines. En ambulance du Samu nous gagnons vite l'hôpital. Tout au long du trajet nous nous relayons pour masser ce cœur. De temps en temps, nous sentons les côtes qui cassent sous nos mains. La bagarre contre la mort est rude.

Le réanimateur nous attend à l'entrée des urgences et nous fonçons au bloc, où attendent les infirmières de bloc et d'anesthésie, qui ont préparé tout le matériel et tout vérifié. L'anesthésiste prend le relais pour gérer le choc du malade. Les chirurgiens vasculaires sont en train de se laver les mains. C'est un théâtre où un orchestre rigoureux et précis joue une partition difficile, mais ça joue très bien. Pendant ce temps, les gouttes de sueur coulent sur le front des quatre qui se relayent pour masser le cœur.

La circulation extracorporelle se met en place. Performance de la science et mécanique impensable il y a quelques années. Et ça marche, le corps est réoxygéné ! Pendant cinq heures le combat continue, puis l'aréopage de compétences différentes et complémentaires file vers la coronarographie pour déboucher les artères qui ont vascularisé le cœur. Et son cœur repart ! Ces techniques sont merveilleuses et engendrent un optimisme scientifique et humain, mais…

Huit jours après, son cœur et son corps sont vivants, mais la mort a emmené le cerveau. Il est mort. En accord avec son épouse, son corps a servi pour les dons d'organes… et d'autres équipes vont agir pour sauver d'autres malades. Le cycle est sans fin et la communion des compétences et esprits de tous les métiers des hôpitaux publics n'a qu'un seul but, aider les malades. C'est une des valeurs de la nation et de la république. Mais le gouvernement veut avant tout accroître les bénéfices des multinationales et tente de privatiser les hôpitaux publics, alors que même les États-Unis, par la récente loi voulue par Obama, rejettent l'ultralibéralisme dans la santé.

Le fer, le feu, la force de la solidarité de la nation sont cachés dans cette histoire. Alors, lorsque le gouvernement veut détruire cela, réduire les personnels hospitaliers à un tas de feignants, les responsables administratifs à des crétins, c'est une insulte à l'encontre de l'histoire du pays. Que Bachelot, dans *Le Point* du 1er avril, fasse la pub de Vitalia, deuxième groupe privé de santé en France, c'est grave…

Un jour, ces néolibéraux viendront se faire soigner dans les hôpitaux publics et nous les soignerons, comme tout citoyen.

Automédication : Internet ou les égouts de la médecine

7 avril 2010

Je ne suis pas contre Internet – qui pourrait l'être ? –, mais autoriser la vente libre des médicaments est stupide. La relation entre un soignant et un malade est un trésor d'humanisme.

Vous pensez qu'un gouvernement devrait s'occuper des plus de 8 millions de pauvres en France, de la flambée des cancers, des problèmes de disparité démographique des professions de santé sur le territoire, etc. Désolé, vous ne serez jamais au gouvernement, à bouffer gras et à voyager en jet privé aux frais du contribuable ! Car, pour être au gouvernement, il faut trouver des idées à la con. Alors, Bachelot et ses génies de la pensée néolibérale ont décidé d'autoriser la vente des médicaments sur Internet.

Je crois que c'est une connerie. Le corps n'est pas une simple usine à respirer et à chier, comme l'imagine le monde libéral. Il y a la psyché, l'intrication des maladies. La médecine est une science au service des malades, même si certains médecins ont tendance à préférer l'économie et l'administratif. La médecine n'est pas un système binaire où il faut choisir entre oui et non : il y a le peut-être de la vie. La construction de l'aide aux malades se base sur le diagnostic, le traitement. Les pharmaciens jouent un rôle capital, déchiffrant les hiéroglyphes des médecins, expliquant le traitement et, finalement, surveillant tous ces malades.

Actuellement, sur le Net, plus de 7,2 millions de Français achètent chaque année des produits pour bander, pour maigrir et pour ne pas vieillir. Prendre un médicament est un risque. Un traitement, même anodin, peut entraîner, par exemple, une insuffisance rénale, hépatique, allergique... Libéraliser l'achat, soi-disant parce que l'Europe le demande, c'est tuer l'organisation et la qualité des soins et une part importante de la sécurité sanitaire.

Pour sûr qu'un jour ils vont vous proposer de vous soigner par Internet. Et ce seront des médecins qui le feront ! Les urgences ne sont pas près de voir baisser leur fréquentation par les malades de l'automédication. Là se déploie tout le talent du gouvernement à faire naître des crises et des chaos sociaux. Il sera toujours temps de regretter les pharmacies, les toubibs...

Si on se trompait ?

14 avril 2010

Lui, il a fumé plus qu'aucune cheminée ne l'a fait. Il n'a pas pu nous appeler, car le tabac lui a bouffé tout son tissu pulmonaire. C'est sa femme qui nous a alertés, car il était dans le coma. Il est trempé de sueur, la tête tombante comme s'il avait arrêté de piloter son corps. Il a échoué dans ce fauteuil comme un galion qui n'en peut plus de voguer et dont les voiles ne sentent plus le vent. Cinq ans qu'il vit avec sa bouteille d'oxygène et que tout doucement son corps creuse sa propre tombe. Mais autour de lui il n'y a pas d'ordinateur, pas de CAC 40, pas de photos des gens connus, pas de télévision, pas de journaux people. Non. Il a une petite lampe de chevet, un tourne-disque avec des vinyles d'opéras et des livres partout. La maladie partage cette chambre avec la culture et l'amour de ses proches. Son agonie est pénible et silencieuse, au bruit de la machine à oxygène, mais il est chez lui dans son univers, qui est tout aussi estimable que les autres. Nous l'avons emmené en réanimation, il s'est éteint dans les heures qui ont suivi. Il n'avait plus du tout son environnement. Aurais-je dû le laisser chez lui ? Mais la situation était trop affreuse pour ses proches.

Elle, elle est jeune et très belle. Elle ne va pas tarder à accoucher, alors nous faisons vite, car l'affaire ne se présente pas bien du tout. La chambre sentait l'envie d'accueillir un être humain chez eux. Pas un enfant de la publicité ou de la télé, ou un futur candidat à un jeu de cons. Non. Leur enfant. Au mur, des peintures, des dessins naïfs et des mobiles, pas de télé ni d'ordinateur. La maman est dans sa chambre et entourée de livres, dans une belle bibliothèque banale et blanche avec des poteries un peu partout. La culture sous toutes ses formes, avec, pour cette femme au chômage, une passion : la vie des Étrusques. Et alors ? Pourquoi non ? C'est ainsi : il y a de la lumière encore partout et la société matérialiste qui tente, en nous considérant comme de simples utilisateurs d'iPhone et d'iPad, de nous prendre pour des iCons, n'a pas encore gagné. La passion, l'envie de conquérir le savoir en soi en anime plus d'un. Nous ne sommes pas des clones abrutis.

Quelques jours avant, un vieil homme, dans ses plus beaux habits et avec sa canne, aussi indispensable qu'une troisième jambe, se rend au Louvre. Son rythme a été plus que lent, car il est entré à l'ouverture et a mis des heures pour arriver devant *La Joconde*. Ses vieux papiers sont bien rangés, tout est plié et propre, avec un petit mot écrit de cette écriture de pleins et de déliés : « Laissez-moi mourir, je ne veux pas continuer. » Il a fait son arrêt cardiaque devant le tableau. Les yeux dans les yeux de Mona Lisa, il s'est éteint. Comment a-t-il fait ? S'est-il suicidé ? Mais la culture, encore et encore, est présente dans l'envie de ce vieillard de venir voir cette toile. Se faire une toile et mourir !

Mais où va le propos de cette chronique qui pourrait envahir toutes les pages du journal ? Partout, dans tous les appartements, il y a une bibliothèque, sale, ou grande, ou belle, ou toute petite, ou avec des livres rares, ou usés parce que tellement lus, des disques, des films, des peintures, des sculptures, des photos... Et cela me rend immensément optimiste. Voir, écouter, comprendre, sentir, toucher tous les arts est un pavé dans la pensée de certains, qui nous donnent en pâture cette société de consommation où le mot « plus » est brandi comme un étendard.

Comme un moineau

28 avril 2010

Je ne crois pas que les livres disparaîtront. Un livre, vous l'achetez et il ne vous coûte plus rien, il est sans énergie, sans risque de panne. La numérisation est complémentaire. C'est comme ceux qui ont cru à la fin du théâtre avec l'arrivée du cinéma. Voici un exemple.

Derrière la façade haussmannienne, si belle et prestigieuse, se cache une des facettes du temps qui passe : Augustine, 78 ans, sorte de témoignage de la vie. Ancienne directrice à la poste de l'époque des deux tournées par jour, des guichets toujours ouverts, des uniformes rudes, des catalogues de manufactures et du courrier qui, pour quelques centimes, arrivait le lendemain… Mais ne tombons pas dans la nostalgie, qui nous amène à regretter stérilement le passé et nous fait oublier la nécessaire construction du progrès.

Son appartement est de trois pièces et, avant d'y accéder, il y a un escalier digne d'un sentier du Vercors. Raide, sombre et froid. Mais elle a résisté et n'a jamais quitté son appartement du quatrième sans ascenseur. Pourquoi finir sa vie dans ce trou, comme oubliée de tous, une sorte de cachot ? Sa réponse est philosophique et vous frappe dès que vous êtes chez elle. Dès l'entrée, la littérature vous tombe dessus avec une odeur de Gitane. Il y a des livres partout. Des colonnes formant des statues rayonnantes aux noms d'auteurs connus ou pas. Les poches ont droit à l'entrée, sur des étagères qui montent jusqu'au plafond sale. Dans la cuisine, les piles de bouquins laissent passer un petit chemin jusqu'à l'évier et le réfrigérateur, seuls éléments dont elle se sert. Une étagère porte à elle seule tout Shakespeare et les philosophe grecs ! La cuisinière a disparu sous les ouvrages de théâtre.

Les pompiers se pressent derrière moi et nous arrivons, telle une cordée perdue dans le mont des mots, à une petite salle à manger dont la table n'accueille plus aucune convivialité depuis des années. Sur les deux chaises sont assis des livres qui regardent admiratifs une belle vitrine où d'autres livres, dorés et reliés de cuir, semblent habités par Molière, Aragon, La Fontaine, Edmond Rostand, Flaubert… La chambre est à côté, et tout y est comme figé.

Augustine est là, haletante, manquant d'oxygène, dans le coma. C'est une petite femme dans son petit lit, comme un moineau qui ne volerait plus. Elle n'a plus de graisse, un visage tout fin et sans trop de rides, ses mains sont encore belles et tiennent un ouvrage. Elle cherche l'air comme elle peut en ouvrant la bouche. Le tabac a grillé ses poumons depuis des années. Comme dit Myriam, sa voisine depuis plus de cinquante ans : « Son plaisir, c'est de lire en fumant. Alors je la laisse fumer quinze cigarettes par jour, pas plus ! » Elle sourit comme une complice amicale. Pendant que nous nous activons à sauver cette érudite de littérature, la voisine nous explique qu'elles ne se sont jamais quittées. Le mari est mort depuis toujours et les photos de sa famille désormais en poussière ont disparu dans une coulée de romans issus d'un volcan d'auteurs.

Elle n'a jamais arrêté de fumer et elle boit un Ricard le matin et le soir. Tous les jours. Avant, elle descendait boire au troquet, mais il a été remplacé par un magasin de fringues, et puis elle ne pouvait plus monter ces marches. Mais jamais elle n'a voulu quitter son chez-elle. Seul espace pour elle : les livres, toujours, tout le temps… Sa vie tient grâce au papier et à l'encre posée dessus. Ailleurs elle serait morte et se serait sans doute ennuyée dans la mort.

Le traitement commençant à faire effet, elle se réveille un peu et nous parle. Elle ne veut pas partir de chez elle, car elle a peur de ne pas revenir et ses livres comptent plus que tout. Je ne crois pas qu'elle soit démente, ou alors nous le sommes tous. Myriam nous dit qu'elle a près de 7 000 livres, car elle en stocke aussi dans les caves !

Elle a accepté d'aller en réanimation quelques jours, avec la garantie de revenir chez elle. Elle est partie avec quatre livres qui ont dû faire des jaloux dans sa réserve de bouquins. Cinq jours après, elle était chez elle, en pleine forme. Si un jour vous voyez de la lumière tard le soir, avec un nuage qui sent l'anisette et le tabac, ne vous inquiétez pas : la littérature fait une boum au quatrième, et si vous voulez y aller, c'est libre et toujours ouvert.

Anesthésie générale de la nation

5 mai 2010

Ce fut un conflit mené par les infirmiers anesthésistes. Deux ans après, la réforme est passée. Jamais en dix ans le dialogue social n'a été aussi bafoué, avec un tel mépris pour les syndicalistes.

Qui a fait le plus de morts à Pearl Harbor lors de l'attaque des Japonais ? Pas les guerriers, mais bien les anesthésistes de l'armée américaine, qui ne possédaient pas du tout l'expérience et la connaissance des drogues. Endormir, certes, mais surtout réveiller le malade, telle est la finalité. La science et la compétence des gestes n'ont cessé de progresser. L'anesthésie est devenue importante et structurante pour la qualité et la sécurité des soins, notamment dans les blocs opératoires et en réanimation.

Comme pour tout métier, le progrès n'a aucune importance sans la formation des femmes et des hommes. C'est ainsi que la spécialité d'infirmière ou infirmier anesthésiste est née. Après le diplôme d'infirmier, il faut passer un concours puis suivre deux années de théorie et de pratique. Ces personnels ne deviennent pas plus intelligents ou plus bêtes que les autres, mais leurs compétences sont affinées, pour un travail de qualité.

Certains politiques et médecins les voient comme de simples préparateurs de médicaments – comme si c'était facile. D'autres les voient carrément comme des médecins. Ces deux visions sont absurdes. C'est un métier où il faut toujours avoir l'attention en éveil et le geste sûr, avec toutes ces seringues et autres drogues qui pourraient tuer un éléphant en quelques secondes. Qui peut être contre cette profession ? Personne, et surtout pas les malades !

Mais notre gouvernement libéral veut réformer leur formation afin de diminuer leurs salaires à moyen terme. Bonne vieille recette : dévaloriser une profession structurante en cassant sa formation. Alors, elles et ils sont en grève pour éviter que leur formation soit revue à la baisse, comme leurs salaires. Paradoxalement, certains professeurs d'anesthésie ne soutiennent pas ce mouvement social, qui défend pourtant une formation qu'ils ont eux-mêmes voulue. De plus, ces éminences universitaires sont souvent experts des tribunaux et connaissent les risques mieux que personne.

Vous voulez un exemple de ce que donne la bêtise des gouvernants qui veulent casser une formation ? La psychiatrie. Juste après la guerre, les décrets et les lois définissant le métier d'infirmière, dont celui d'infirmière psychiatrique, sont arrivés. Mais, dans les années 1980, les divers gouvernements, de droite comme de gauche, ont mis fin à cette discipline, prétextant que toutes les infirmières seraient formées pour les maladies mentales. En 1992, et dans un concert de protestations des professions de santé mentale, le gouvernement casse cette profession pour la fondre avec toutes les infirmières. La dégradation des conditions de travail en psychiatrie et les difficultés à trouver des personnels bien formés se sont aggravées doucement, avec en plus des baisses budgétaires. Dix-huit ans après, les autorités sanitaires tentent de revenir sur cette décision et veulent renforcer les formations des personnels des services de psychiatrie, dans une confusion totale de lois et de contre-lois. Bref, un énorme bordel, comme les psychiatres l'avaient prévu au début des années 1990. C'est ce qui attend l'anesthésie.

En cas de drame, de faute d'anesthésie, les familles iront voir le juge. Les infirmières et les médecins devront assumer les erreurs politiques, pendant que les ex-ministres seront tranquilles ! L'exemple de la psychiatrie aurait dû faire réfléchir. Ce qui est recherché, c'est la fin d'un système de qualité, pour avoir juste la sécurité. Mais ce n'est pas la même chose.

La vieille et le démon

12 mai 2010

Il faut profiter des derniers vivants de la Seconde Guerre. Il n'y a pas que des résistants. L'extrême droite est dans le paysage politique depuis toujours. La collaboration a marqué la France et comme dit souvent Wolinski : « Espérons que la Résistance et le CNR n'ont pas été une parenthèse. »

Vu de la rue, le premier étage n'a qu'une fenêtre ouverte. La concierge attend devant la porte et monte l'escalier spacieux avec une rampe en faux or. La concierge explique que la dame a des difficultés à respirer. Elle habite ici depuis toujours, peut-être même qu'ils ont construit l'immeuble autour d'elle, mais c'est une légende urbaine. L'appartement est gigantesque, à faire rêver les mal logés. Il occupe tout l'étage. Les meubles sont volumineux et faits de bois noir austère. Tout est rangé et strict. Les murs sont tous vert-de-gris et les tapis tellement usés qu'il est facile de les confondre avec le plancher. Les pièces sont toutes fermées. La concierge nous explique que la vieille garde tout depuis 1930, les revues, les journaux… Ce sont ses archives par tonnes ! Sur une petite table du salon qui n'a plus vu une paire de fesses s'asseoir sur le velours râpé des sièges depuis longtemps, la photo de Pétain et des portraits de vieux soldats avec des moustaches gauloises, pleins de galons et de médailles. Certains sont devenus la poussière même qui recouvre les lieux. Pendant que nous nous occupons de la patiente, la concierge, à l'accent du Portugal, raconte : « Elle est très méchante tout le temps, elle m'insulte, elle est raciste, pingre. Elle n'a plus aucune famille. »

Au plafond, des lustres des années 1920 émettent un faible signal lumineux jaunâtre. La salle de bains est une antiquité, avec le confort de cette époque : pas d'eau chaude, une baignoire magnifique et un poêlon pour chauffer l'eau. Le temps s'est arrêté chez elle avec ses valises.

Un peu plus loin, la cuisine, qui n'a jamais été refaite depuis bientôt cent ans, avec un four ressemblant à une locomotive à vapeur. Les gamelles en cuivre sont des œuvres d'art et les ustensiles accrochés au mur attendent un festin ou d'autres ripailles qui ne sont jamais venus. L'argenterie est bien noire et les placards vides de toute denrée alimentaire. C'est la concierge qui lui monte la bouffe, « mais elle me paye pas ».

Dans une pièce donnant sur la rue, une chaise regarde la fenêtre. Cette chaise doit être à cette place depuis bien longtemps, tel un phare fixant le dehors et le temps. La vieille se met là depuis toujours, tous les après-midi, et elle regarde la rue. Dans la pénombre qui jouxte la porte du couloir, il y a un berceau en bois comme ceux des musées du Moyen Âge. « C'est le sien, quand elle était enfant. » Elle le garde depuis toujours et a entassé de la mousse dedans. Impossible de savoir pourquoi. Mais l'image est aussi terrifiante qu'un film d'Hitchcock.

Alors, la concierge nous raconte l'histoire sordide de cette dame. Pendant l'Occupation, elle était déjà à sa fenêtre et aimait regarder les gens se faire arrêter et arriver au siège de la Gestapo, en face de chez elle, rue de la Pompe, dans le XVIe arrondissement de Paris. Elle était antisémite et le reste, même à la fin de sa vie ! Elle a raconté avoir dénoncé des juifs, ses voisins : hélas, je comprends pourquoi l'appartement est si grand. Elle a échappé à la mort à la Libération car elle était dans un cabinet médical, ne disait jamais rien sur personne et ne faisait pas de politique. Elle n'en fait toujours pas mais insulte tous les étrangers qu'elle voit dans la rue, en marmonnant dans sa bouche, avec son dentier qui s'entrechoque.

Dans un coin, il y a des vieux jouets en bois : un petit tricycle à donner le tétanos à un régiment, une balancelle prête à s'écrouler. Elle a tout gardé de sa vie, même ses haines. Quand on l'a mise sur le brancard, elle a protesté, car l'un d'entre nous est antillais et l'infirmière une belle Marocaine… Même ses vieux yeux distillaient de la haine.

Je me suis souvent demandé ce que j'aurais fait en 1940, si j'aurais eu le courage de Jean Moulin ou de Raymond Aubrac. Je ne sais pas, car je l'ai soignée comme les autres, ni plus ni moins. Quelques jours après, elle est morte.

L'élite du Bronx à Paris

19 mai 2010

Le jeune est sorti de l'hôpital et il a déménagé. La guerre de la drogue sévit en France avec des armes de guerre. Du jamais-vu ! Le film Razzia sur la chnouf, *d'Henri Decoin, avec Jean Gabin, témoigne que la drogue a toujours été là.*

Le noir de la cité est devenu d'un bleu scintillant avec l'arrivée des secours. Dix minutes après la violence, les services publics étaient tous sur place : le bleu de la police, le blanc du Samu et le rouge des pompiers. Un jeune de 20 ans a reçu un coup de couteau. Étendu sur la banquette du troquet du coin de la rue, il est nerveux, avec tout le sang qu'il perd. La rue n'est animée, à cette heure tardive de la nuit, que par les uniformes. Les flics ont leur casque sur la tête, car souvent ils se prennent des objets lancés par les fenêtres. Ils arrivent en nombre mais sont inquiets. Le cafetier, maigre, avec une tronche ravagée par le temps et l'alcool, raconte que le jeune « attendait sur le trottoir, et cinq Noirs lui sont tombés dessus en silence », et que le cri a été bref et lugubre. Sa main sur le côté droit, il a hurlé pendant que l'autre tenait son portable. La bande barbare avait déjà disparu dans le noir de la rue de cet arrondissement si chic. Le cafetier est allé le ramasser car il connaissait ses parents, qui habitaient le même bled que lui en Algérie. Il a tout de suite appelé les secours. Le jeune homme est impatient et agité. De sa plaie coule un flot de sang noir, typique des plaies au foie décrites dans les livres de médecine et de guerre. Il ne veut pas rester et ne comprend pas la situation.

Soudain une soif impérieuse l'agite, signe typique des hémorragies. Ses jeunes mains se serrent sur son flanc droit comme pour boucher le trou qui saigne. Il appelle au secours son père, qui n'est pas là. La plaie est profonde et le sang abondant. Il faut aller vite. En même temps, les flics veulent savoir sa version des faits. Mais il ne dit rien ! Un policier a retrouvé un couteau et lui demande s'il connaît ceux qui l'ont planté. Le non semble dire oui. Le bistrotier et les trois gars qui tiennent le zinc depuis longtemps ne regardent pas la scène mais leur verre ou leurs chaussures. Personne n'a rien vu ni entendu, c'est la loi de la cité. La rue ne parle pas et la nuit a déjà oublié l'incident. Le quartier est pourri par le trafic de drogue et son économie bien réelle. La France est devenue ce qu'elle ne voulait pas être : une sorte de mauvais remake des feuilletons US.

Alors que nous nous pressons pour l'emmener directement au bloc, une dame obèse sous sa djellaba de couleur vient me raconter : le pauvre gosse au ventre ouvert est son neveu et c'est un dealer de shit, ce qui permet de faire vivre la famille. Les « Blacks » veulent reprendre le quartier avec la cocaïne. Ça ne rigole plus depuis quelques mois. Les bagarres entre cités sont le folklore des trafics de drogue et la cocaïne change Paris en une montagne enneigée. Plus besoin d'aller au festival de Cannes pour faire une descente dans la poudreuse : elle est partout. Dans l'ambulance, il devient très angoissé et parle de la mort comme s'il la sentait venir. Il perd son accent de rappeur de banlieue et parle normalement, en nous suppliant de lui dire s'il va mourir, tout en appelant sa mère. Ses vêtements de mode et de marque sont tachés de sang et tout déchirés pour poser les sondes et capteurs nécessaires à sa surveillance. Aussitôt arrivé à l'hôpital, il est expédié au bloc. Toute une équipe est prête. Plusieurs heures d'opération pour le sauver. Sûr que la mort était en train de le prendre. Il s'en est sorti.

Sur place, la cité a bien dormi. Scène banale des cités et de la mainmise des trafics, que nul ne peut juguler actuellement. En discutant avec les collègues des autres services d'urgences, les violences par arme blanche ou à feu se généralisent avec le trafic de cocaïne. Alors, pendant que, le soir, les consommateurs de coco s'en fichent plein le nez, combien de mômes de 20 ans sont restés le bide ouvert sur les trottoirs de Bogotá ou de Paris ?

Les « nouveaux monstres » 2010

26 mai 2010

Le film de Dino Risi, tourné en 1963, reste moderne dans le style et le propos. Montrer dans les travers de notre société son côté sordide n'a pas de limite, et il vaut mieux en rire !

Le mari est mort par terre sur le marbre au petit matin. L'appartement de ces gens très riches est devenu glacial comme un billet de banque. Sa femme tente de prendre des poses de circonstance tout en envoyant des SMS, elle sanglote, mais sans larmes ! Lui est un peu échoué comme un éléphant de mer sur la banquise. Elle a tellement de bijoux qu'ils suffiraient à nourrir quelques heures tout le Darfour. Elle est dans sa cuisine ultramoderne et remplie de cartons des plus grands cuisiniers. Ils n'ont pas d'amis ni de famille, « car ils voulaient nous prendre notre argent ! ». Mais elle joue moins bien qu'Harpagon, et elle n'est pas drôle ! À l'annonce qu'on ne peut rien pour son mari, elle pleure à sec, en prenant des attitudes tout en tapotant sur son téléphone… puis s'arrête et me demande d'une voix autoritaire : « Combien je peux retirer d'argent au maximum avec les cartes bancaires de mon mari sans que le notaire le sache ? » C'est peut-être comme ça qu'ils restent riches !

Mais les monstres ne sont pas que chez les riches. Joséphine voit mourir son mari dans leur deux-pièces qu'ils occupent depuis plus de quarante ans. C'est alors que le petit-fils téléphone pour demander s'il doit venir car il n'a pas que ça à faire. La grand-mère dit un petit « oui ». Et l'autre de répondre : « Je viens demain ! » En raccrochant, elle lance : « Je suis aussi morte et seule que lui. » Ce jeune homme a peut-être raison ! Après tout, accompagner quelqu'un dans la mort est inutile ou aller voir le résidu familial de gens pauvres et malades n'est pas très *fashion* à notre époque. Facebook devrait s'en charger : après l'apéro géant, l'enterrement gerbant ! Un mail, et hop, vous auriez trois cents zombies ou pleureurs pour vous accompagner ! Ah, l'amitié virtuelle, et le monde est aussi chaud qu'un écran ! Heureusement, une voisine tout aussi vieille et qui a enterré son mari trois mois avant la rejoint. Alors ça parle obsèques et administration, papier et argent… Les sentiments sont un peu morts avec le macchabée !

Un jeune merdeux dans une voiture sans permis grille un feu, l'autre jour, manquant d'écraser deux jeunes filles et un type en Vélib'. Je le rattrape à moto pour savoir pourquoi : « Ouha, j't'merd' ! Ah, fils de pute… elles, c'est des putes, enkul' ! » Pas simple à écrire ! Mais il a tout dit. Rien à ajouter. Il a transcendé la métaphysique et condensé toute la politique des trente dernières années. Il a finalement compris que l'essentiel est de rouler, manger, boire, respirer et se reproduire. Il est redevenu primitif. Non sans m'avoir craché dessus, ce qui est un rite chez ce genre trou du cul, comme pour dire : « Je dois vous laisser, désolé. » Il est reparti à fond, en grillant trois feux de suite sous les klaxons des automobilistes, les cris des Vélib' et des passants. Pfff ! Les flics ne pourront même pas lui enlever son permis, puisqu'il n'en a pas !

Politiquement, il est incorrect de dire qu'un con est un con, qu'il soit blanc, noir, arabe, juif, chrétien, handicapé, SDF, cadre… La communauté du con est largement abondée par les intégristes religieux, en plein développement avec la crise. Mais, une fois de plus, le monstre est à l'hôtel ! Pauvre misère dans celui-là, qui n'en a que le nom et qui est tenu par un marchand de sommeil. Des couples avec deux-trois enfants dorment dans des chambres pourries et paient plus de 1 000 euros par mois. Le logement ! Voilà un nouveau monstre. Surtout dans les grandes villes. Le départ d'incendie étant stoppé, les locataires sont dans la rue. C'est un peu les descriptions de la cour des Miracles. Où est l'ordure qui ose louer cela et exploiter ces gens ? Aucune importance, les services publics les aident pour quelques heures avant qu'ils retournent chez les Thénardier des Temps modernes.

L'escalier

2 juin 2010

La vieille du sixième ne va plus bien, dans cet immeuble de Paris à la façade fraîchement ravalée. Deux cyclistes qui ne feront jamais plus que le tour du quartier ignorent les véhicules de secours qui se garent. En ce petit matin si doux, mes rangers en ont un peu plein les bottes de monter les étages depuis plus de vingt heures. Mais pas le temps de se lamenter, car la vieille attend comme une princesse menacée en haut de son château.

L'entrée de l'immeuble est petite et sale, avec une porte à code puis un sas de sécurité. L'escalier apparaît en quelques marches. Ou ce qu'il en reste, depuis sa construction dans la tradition des immeubles parisiens en 1930. Il devait faire deux mètres de large du temps de sa splendeur. Je ne sais pas qui est l'anencéphale qui a eu l'idée de mettre un ascenseur minuscule en plein milieu de la cage d'escalier, mais je suis certain qu'il ne vit pas dans l'immeuble ! Peut-être existe-t-il un appartement de trolls dans les étages, ou une colonie de fourmis. Impossible de mettre quoi que ce soit dans cet ascenseur ni de passer plus d'une personne dans l'escalier ! Un pompier musclé passe tout juste en largeur, tandis que l'infirmière derrière lui regrette, comme moi, d'avoir repris des plats en sauce.

Le premier étage apparaît à notre improbable cordée après treize marches. Nous voilà dérapant sur de bons vieux paillassons. L'un revendique un « Bonjour ! » joyeux, tel le côté optimiste du palier, et l'autre est usé et sale, comme le côté obscur. Mais ne nous arrêtons pas au désespoir matérialiste de ces choses, la mêlée monte désormais dans le noir, car la petite lampe a renoncé à éclairer le deuxième et les marches. L'infirmière manque de tomber dans les cartons posés là. La lueur du troisième est attirante, alors on monte au bruit des chaussures qui saccagent le silence, avec sac à dos, bouteille à oxygène et autres matériels, sans arrêt, jusqu'au quatrième, où, *a priori,* un appartement est occupé par une bouche sans corps qui gueule derrière la porte : « Silence, ou j'appelle les flics ! » C'est ainsi, les voix isolées, ça ne fait qu'appeler mais ça n'ouvre pas la porte, ça ne tend pas la main, car une voix reste seule. Notre meute arrive au cinquième, où une porte a été peinte en rouge avec un « Attention, chat gentil ». Il est possible que ce soit le haut lieu de la résistance de la convivialité et de l'humanisme. Mais je n'ai pas le temps de demander, car le souffle de la troupe se fait pressant pour accéder au sixième. La porte est fermée, alors le pompier, d'un coup d'épaule, ouvre.

La vieille est là, sur son canapé de toujours. Haletante, énorme. Nous venons la libérer.

Depuis plus de cinq ans, elle n'est pas sortie de chez elle. Le jour où ils ont mis le microascenseur, elle a cru qu'elle irait revoir la terre. Raté. Elle ne rentrait pas dedans ! Elle ne pouvait plus descendre le reliquat d'escalier, trop étroit et trop raide… Et elle a cette peur de tomber. C'est ainsi que des milliers de Parisiens sont incarcérés chez eux, comme murés par des parties communes infranchissables.

Pour la descendre, il a fallu la grande échelle, quinze pompiers, deux heures de travail. Une fois de plus, la Sécurité sociale pallie les obligations des autres à faire leur travail. Comme les propriétaires de logements ou les syndics.

À mort le doc !

9 juin 2010

Le suicide des professionnels de santé est un tabou. Je suis de plus en plus scandalisé que le suicide soit une cause d'exclusion des assurances-vie. Reliquat des religions qui refusaient une sépulture aux suicidés, aujourd'hui c'est l'enfer de l'argent qui punit le mort et sa famille. La mort d'un malade psychiatrique ne doit pas être une discrimination.

Ses 20 ans, l'étudiant en médecine qu'il était les a passés d'examens réussis en satisfactions de potache et en soumissions sournoises aux divers professeurs de médecine, pervers ou non. Sa trentaine est arrivée et s'est passée dans la course aux publications et aux congrès plus ou moins devenus des « salons de l'agriculture » de l'industrie pharmaceutique. Sa femme était présente avec ses enfants, patiente, en attente de quelque chose qu'ils auraient appelé le bonheur.

Durant sa quarantaine, le poste de professeur qu'il convoitait tant ne lui a pas été attribué pour des raisons obscures. Le travail à l'hôpital a emporté sa tête et son physique. Le voilà habillé d'un linceul sans le savoir, et dans l'attente d'il ne sait quoi. Il s'autoprescrit des médicaments pour tenir, il fume beaucoup et picole souvent, trop. La cinquantaine est là, sa femme est partie avec son meilleur ami et il ne connaît plus les goûts de ses deux enfants ! Il pleure dès qu'il peut, ses collègues le voient dépérir mais ne l'aident pas. Il est devenu aigri, blasé, et si seul. Il s'est suicidé.

Les médecins ne se ratent pas car ils ont le savoir pour mourir. Ce serait même un comble si… OK ! Pas d'humour noir ! Mais quand même, si un plombier ne doit jamais avoir de fuite d'eau chez lui et un électricien pas de court-circuit, le toubib, lui, ne se voit pas dépérir, ne se fait pas aider et rigole lorsqu'on lui parle de médecine du travail. J'en ai vu plus d'un être plus désespéré que les malades qu'il soignait. La négation de lui-même fait partie de l'apprentissage qu'il reçoit.

La France bat des records de suicide. Flics, pompiers, enseignants, postiers, employés chez France Télécom… En 2003, le taux de suicide des médecins libéraux avait été évalué à 20 % par rapport au total des décès dans cette catégorie. Le *British Medical Journal* du 15 novembre 2008 démontrait la prévalence anormale du burn-out, avec ou sans dépression, chez les médecins. En 2008, 2 200 médecins américains se sont suicidés, selon l'American Medical Association. En 2009, la revue *Annals of Internal Medicine* publie un travail sur le taux de suicide des médecins : plus de 40 % par rapport à la population pour les hommes, et 130 % pour les femmes ! Le médecin est non seulement mal dans sa vie personnelle et professionnelle, mais dans une négation totale de son mal-être.

La mort du jeune interne à l'hôpital Lariboisière ou celle du docteur Delous de Montpellier, en avril dernier, n'ont eu aucune conséquence dans les hôpitaux. Les problèmes soulevés par leur décès ont été enterrés avec eux, jusqu'aux prochains. Si les médecins ont un problème entre leur propre corps et la maladie, cela signifie que leur préparation au monde du travail est insuffisante ou que les relations humaines à l'intérieur de la profession se résument à une chaîne de harcèlements successifs. Du paternalisme du chef de service, qui mesure sa puissance en fonction des brimades, au côté néoféodal du management dans les CHU, avec une hiérarchie totalement irrespectueuse, en passant par le productivisme des soins qu'impose l'encadrement administratif, ce sont là de véritables terreaux à dépression et à suicide.

Médecin de ville comme à l'hôpital, de jour en jour, le toubib sombre entre rumeurs et perversions, avant de faire la une des faits divers. La dépression s'abat sur un médecin et c'est une partie du corps médical qui se meurt. Le gouvernement et ses directeurs versent une larme à l'enterrement, comme il faut, bien sobre… Et surtout ne rien faire de plus !

En 2009, c'est au moins une centaine de médecins en France qui se sont suicidés. Combien n'ont fait qu'une tentative ? Combien se tueront cette année ?

Tout a changé… ou pas !

16 juin 2010

S'il me fallait retenir une caractéristique de ces dix dernières années, c'est la peur qui a irradié le pays. Peur de tout, peur surtout des étrangers. Avec beaucoup nous avons soutenu leur lutte, notamment celle des travailleurs sans papiers. Comme ce jour-là…

La semaine dernière a été à elle seule une synthèse de la crise sociale du pays. Ce furent d'abord les dizaines de blessés et d'arrestations de travailleurs sans papiers qui protestaient pacifiquement sur les marches de l'Opéra de la Bastille. Le surlendemain de la charge des Tuniques bleues, des artistes – encore vaillants défenseurs des droits de l'homme –, comme Balasko, Higelin, Christian Olivier, Mona Achache… et des politiques, comme Mélenchon, sont venus faire une photo symbolique sur les marches, histoire de les soutenir. Tout autour, des dizaines de camions de flics. Ils travaillent ici, vivent ici et sont pourchassés alors qu'ils payent des impôts et sont insérés dans notre société. Aucune négociation n'a abouti. Le gouvernement laisse pourrir, avec de temps en temps une petite charge et des expulsions !

En même temps des émeutes entre bandes ont lieu à Châtelet-Les Halles, devant des citoyens impuissants, ou dans des cités où les dealers et autres intégristes religieux font la loi... Les CRS ? Pas là. Les policiers ont peur, comme la vieille a peur d'aller faire ses courses ou les mômes d'aller à l'école. Mieux vaut cogner un travailleur sans papiers pacifiste que de mettre la raclée à des bandes qui ne sont rien d'autre qu'une forme moderne de fascisme, avec la cocaïne comme étendard. Est-ce à dire que la force tolère la force de peur de voir des quartiers déstabilisés par la fin de leur économie souterraine fondée sur le trafic de drogue ?

Depuis des semaines, les infirmiers anesthésistes demandent au gouvernement de ne pas détruire leur statut et leur métier. Leur combat est le vôtre, car ils défendent la sécurité et la qualité de l'acte d'anesthésie. Ils se font berner par la ministre, les députés et autres professeurs d'anesthésie qui les endorment et laissent pourrir le mouvement afin de diminuer leur salaire et aussi, sournoisement, leur qualification. La dernière manifestation des infirmiers anesthésistes a été réprimée durement. Quelques plaies, fractures, gaz lacrymogènes... Leur manif a envahi le Quai d'Orsay, l'accès au ministère de la Santé ayant été interdit par les CRS, et ils ont attendu sur le gazon de croiser le ministre. En l'attendant, ils ont trouvé du pinard et l'ont picolé sur la pelouse. Kouchner leur a joué le tutoiement facile. Ils l'ont écouté faire un discours de rien sur la camionnette de SUD ! Mais rien ! Aucune négociation. Sacré Bernard ! Le paraître, toujours le paraître vide de sens. Aurait-il le courage de remonter sur un bateau humanitaire en direction de Gaza comme il le fit dans les années 1970 pour les boat-people ? Ben non, il ne lui reste que le people, quintessence du néant. Alors les infirmiers anesthésistes doivent être reçus par Bachelot, mais elle est partie dans un hôtel de luxe en Afrique du Sud pour voir de riches footballeurs jouer à la baballe avec leurs hormones mâles pendant la Coupe du monde. Les infirmières, elles, attendront…

En même temps, dans *Le Parisien* du 10 juin, l'excellente Odile Pichon a enquêté sur les quelques rares professeurs de médecine qui sont censés faire le service public et qui font du privé… à fond ! Les membres de cette jet-set gagnent de 125 000 à plus de 600 000 euros par an, en plus de leur salaire de PU-PH (professeur des universités-praticien hospitalier), qui s'élève à plus de 120 000 euros. Sans oublier les députés-professeurs de médecine, qui cumulent leurs indemnités.

L'autre jour, une vieille dame a écrit pour me raconter qu'un professeur de médecine lui avait demandé 5 000 euros en liquide pour lui refaire sa prothèse de hanche… Elle n'a pas voulu porter plainte, car « c'est un docteur et je ne veux pas qu'il me fasse du mal ». Elle a payé…

Après la retraite

23 juin 2010

Gérard Mordillat, dans son livre Il n'y a pas d'alternative[1], *explique bien la faillite intellectuelle morale et humaine où le capitalisme entraîne notre civilisation. Exemple.*

Mariés à 18 ans d'un bel et grand amour, ils ont vécu dans le cloisonnement moral d'une époque révolue. Ils ont tenu tous les deux leur existence avec une élégance et une intelligence égales à leur bonheur. Les voilà en face l'un de l'autre, elle assise, le visage ridé ruisselant en silence de larmes cristallines, et lui allongé, mort. Le beau Riri des années 1940 est devenu un cadavre tout froid, raide et livide dans cet appartement propre et bien rangé qu'ils louent grâce à la loi de 1948. Celle-ci les a protégés, car jamais ils ne pourraient payer les loyers d'aujourd'hui pour cet habitat.

Lolita est désormais seule, et son parcours initiatique dans la solitude de la vie commence :

1. Coauteur : Bertrand Rothé.

d'abord, s'occuper de son époux. Pour sûr que la banque leur avait fait signer une convention obsèques, quintessence du cynisme de la programmation de nos petites vies. Mais, contrairement à ce que Riri racontait, rien n'est prévu ! Alors elle sort son chéquier et le déchire feuille à feuille pour payer l'enterrement, les frais de banque, d'assurance, de notaire et les impôts…

Lolita a travaillé un peu mais s'est arrêtée pour élever ses enfants. C'était l'époque des femmes au foyer, de l'homme chasseur, de l'épouse soumise élevant les mômes et préparant les repas… Alors il lui faut remplir les papiers pour toucher la pension de son mari : la fameuse pension de réversion. Facile, vous diront les technocrates. Mais pour elle, qui se déplace avec difficulté, qui n'a jamais rien géré et sait à peine écrire, faire le tri dans les papiers, les complémentaires, l'assurance, retourner à la mairie, à la banque et à la Caisse nationale d'assurance-vieillesse, c'est très difficile et angoissant. Chaque formulaire est complexe : les lettres n'entrent pas dans les cases, les numéros n'existent pas… Sans oublier les tas de photocopies et les certificats à obtenir.

Déjà six mois que la pension ne rentre pas et que le petit pécule qu'ils gardaient diminue. Elle s'inquiète et n'achète plus de légumes ni de viande ou de poisson… Elle guette le facteur comme l'or. Il est son unité de temps, son avenir. La mairie lui a demandé d'aller sur Internet, mais c'est un peu comme lui demander d'aller marcher sur la Lune pour se dégourdir les pattes. Le summum a été lorsque l'organisme de retraite complémentaire lui a fait le coup du dossier perdu. Elle en a fait une poussée de tension artérielle. Elle a voulu aller leur porter le dossier mais s'est perdue dans le métro, et c'est une étudiante qui l'a raccompagnée. Elle l'a trouvée charmante et lui aurait bien donné des sous, mais elle est partie en lui disant : « C'est normal. » Un autre jour elle s'est mise en colère au téléphone, et un abruti de la caisse l'a insultée. Elle s'est sentie humiliée, ridicule et tellement faible...

Après de multiples allers-retours de courrier et l'aide du petit-fils, elle a découvert que toutes les assurances complémentaires qu'ils avaient souscrites et payées ne lui reverseraient presque rien. Il lui faudra survivre avec moins de 1 000 euros par mois. Elle a peur de tout, elle doute et rumine en regardant les photos d'un temps à jamais disparu. Plusieurs week-ends qu'elle prépare les patates et le veau pour son reliquat de famille, mais au dernier moment ils ne viennent pas.

Reste la seule chose vivante qui aime encore ses caresses et se blottir contre elle, qui lui montre qu'elle est contente de la voir, qui s'amuse un peu avec un bout de chose : c'est Étoile, sa chatte de gouttière. Un miaulement vaut mieux qu'un long discours sur ma colère à voir les nouvelles misères qui naissent de notre société.

À la recherche de l'État perdu

30 juin 2010

Après tout, il n'y a pas que les météorologues ou les économistes, les politiques ou les sociologues qui peuvent parler de la France !

À la demande de Charb, directeur du journal, il m'a fallu me porter au secours d'un État (d'esprit) malade ! Vite ! Je saute dans l'ambulance, gyrophare, pin-pon, et on fonce dans les rues de Paris. Comme d'habitude, les taxis nous empêchent de passer… Mais pour aller où ? Où est le mal ? Où est la souffrance ? Je sais pas : à droite, à gauche ? Je cherche, je tourne autour du Fouquet's, nullité gastronomique mais symbole du sarkozysme et des libéraux, je regarde l'heure, mais je n'ai pas de Rolex. Tiens, en tournant place de la Nation, y a quelqu'un qui m'a dit : « Cass'toi, pauv'con ! » C'est un homme forcément malheureux.

Soudain mon portable sonne. Un pote urgentiste m'annonce que la clinique privée lucrative de la Côte d'Opale à Boulogne-sur-Mer paie les infirmières avec un salaire d'aides-soignantes. Soit 1 300 euros net par mois avec quinze ans d'ancienneté ! Elles en ont marre, car elles travaillent plus et ne gagnent rien de plus. Le patron de la clinique ne veut rien entendre, alors tout le personnel s'est mis en grève. Du coup, tous les malades, depuis vendredi dernier, sont transférés à l'hôpital public !

La loi Bachelot a favorisé le privé, qui fait ce qu'il veut et ne peut être réquisitionné. Le service public doit faire le reste, c'est-à-dire ce qui n'est pas rentable pour le privé. De la direction de l'hôpital public de Boulogne-sur-Mer aux médecins, tout le personnel s'est mobilisé pour accueillir les 120 malades et les urgences ont augmenté de 30 %. Lundi dernier, la situation était explosive dans la région et pour les malades. Je ne sais pas combien gagnent le patron et les actionnaires de la clinique, mais, pour sûr, personne ne leur demande de payer ni l'hôpital qui les remplace ni leur personnel. Le directeur de l'agence régionale de santé, nommé directement par le président de la République, a-t-il réagi ? Hé non ! La clinique est fermée ! Les négociations ? Mais comment voulez-vous que la ministre de la Santé s'occupe du foot ? Le personnel doit se consoler en imaginant ce que gagnent les ministres comme Christian Blanc, ministre du Grand Paris et des Cigares, ou comment ils se font beaux avec les produits L'Oréal, qui paieront ainsi les campagnes de l'UMP grâce au trésorier du parti Éric Woerth, ex-ministre du Budget et maintenant du Travail !

Mais l'urgence n'attend pas ! Je dois tenter d'aider l'État noir d'esprit un peu comme si la lumière s'était éteinte. Arrêtons de rire, comme il est dit à Radio France : un vieil homme a fait un arrêt cardiaque à quelques pas. Tout le monde s'affaire pour le remettre dans la vie, avec ses soixante ans passés dans son appartement immonde, puant la vinasse et des paquets de lettres de toutes les associations d'entraide. Il revit, mais pour combien de temps et dans quelles galères, avec sa retraite de misère ? Une réanimation l'a accepté et cela n'a pas été simple, car les lits ferment pour l'été – 30 % à Paris, du jamais-vu ! Les embouteillages bloquent l'ambulance du Samu. Il nous faudrait une escorte de motards de la police, mais elle est moins facile à obtenir pour nous que pour un footballeur qui doit quitter un aéroport en rentrant de vacances d'Afrique du Sud pour aller voir son pote aux frais de la république.

C'est alors que nous passons devant la manif des infirmières et infirmiers anesthésistes toujours en grève. Bachelot ne les reçoit pas, mais, surtout, ils n'ont rien obtenu. C'est ainsi, le mépris est à tous les coins de rue.

Je rappelle Charb pour savoir s'il a des nouvelles du malaise national, si le peuple a un cœur qui bat, s'il respire, s'il bouge. Impossible de savoir. À l'instant, je cherche encore et je ne laisse pas tomber. Quand même, amis lecteurs, l'État, avec son esprit de tolérance, d'humanisme, ne peut pas être devenu que vulgarité, insultes, mépris, culte du secret et du profit des actionnaires ? Je vous laisse, car j'ai trouvé : il serait en chacun de nous. Alors, j'ai du boulot !

La bascule

7 juillet 2010

L'une des conséquences les plus dramatiques de la loi « Hôpital, patient, santé et territoires » est la perte de pouvoir des maires à présider les conseils d'administration des hôpitaux.

La semaine dernière, l'application de la loi Bachelot a entraîné la disparition du conseil d'administration des hôpitaux. À Paris, il était présidé par le maire Bertrand Delanoë. Le conseil de surveillance, sorte de salon mondain, le remplace, et ils ont viré le maire de Paris ! Ils ont viré le peuple de Paris, devrais-je écrire. C'est une énorme connerie. Pour la première fois en cent cinquante ans, l'AP-HP (Assistance publique-Hôpitaux de Paris) est présidée par un brave fonctionnaire choisi par l'Élysée. Le maire de Paris s'est battu pour défendre l'AP-HP depuis des années, y compris contre les 4 000 suppressions d'emplois. C'est le vote des médecins et du personnel qui a viré le maire ! Mais il est vrai que certains ont table ouverte à l'Élysée et qu'il est facile d'avoir leur vote à coups de petits pots de beurre et de tartines. Cette victoire du néolibéralisme est politique. Les personnels de santé ont ainsi approuvé la casse de l'AP-HP. Le monde de l'argent a dû sabler le champagne, car des hôpitaux vont être vendus en plein Paris ! Vous imaginez la vente de l'Hôtel-Dieu, sur l'île de la Cité, à des constructeurs de palaces ?

Au même moment, la Fédération des hôpitaux privés a lancé une campagne de publicité en expliquant que « Les cliniques privées veulent sauver la Sécu ». Du jamais-vu ! Cette inversion des rôles est brillante en termes de communication. C'est comme si Bernard Madoff expliquait comment éviter la crise. Les hôpitaux publics, eux, n'ont plus ni son ni image, et nombreux sont les directeurs qui veulent partir travailler dans le privé.

À ce propos, soyons clair : les personnels des cliniques privées ne sont pas les méchants. Ce sont des médecins et des personnels tout aussi compétents que ceux des hôpitaux publics, et il y a autant de tocards. Certaines structures d'urgences privées sont même parfois plus organisées que des services d'urgences de centres universitaires. Défendre le service hospitalier public n'est pas lui donner blanc-seing de tout ce qui s'y fait. Le problème des cliniques privées lucratives, c'est le pouvoir des actionnaires et de l'argent qu'ils se partagent et qui part dans les poches des fonds de pension de multinationales. Or il était dit à la naissance de la Sécurité sociale que nul ne pouvait faire des bénéfices sur le malheur humain.

Dimanche dernier, Bachelot décide de fermer tous les blocs de chirurgie publics qui font moins de 1 500 opérations par an. En plus du chômage des personnels, c'est la désertification sanitaire et l'accès aux soins qui sont attaqués, car jamais ils n'ouvriront ailleurs le nombre de lits nécessaire pour les malades. L'hôpital public n'étant plus défendu et les cliniques gagnant beaucoup d'argent avec la chirurgie, ces fermetures sont une aubaine pour le privé. Voire un cadeau de la ministre ?

Attendez-vous à découvrir dans les prochains mois des fermetures d'hôpitaux publics et de services d'urgences, y compris dans les grandes villes, la naissance de Samu privés, comme pour l'assistance des voitures, des cabinets médicaux franchisés type McDo de la médecine liés aux assureurs, la vente des biens immobiliers de l'AP-HP, le lancement des écoles privées de médecine... Alors, bien entendu, l'esprit corporatiste des médecins va se replier sur lui-même et ils ne verront que leur propre intérêt à court terme. Et le malade ? Il a tout intérêt à ne pas l'être.

Le pire est que les élus du peuple, des conseils régionaux, généraux et des communes, de droite comme de gauche, vont devoir subir la dictature des potentats des agences régionales d'hospitalisation. Les lobbies des cliniques privées et autres multinationales de santé ont bien compris qui rencontrer au plus vite. Les néolibéraux et Bachelot ont pour l'instant gagné. Le dégoût que m'inspire la situation actuelle est proportionnel à ma détermination à la combattre.

• Cet article est dédié à Sébastien, militant de la CGT décédé d'un accident de moto.

Le soleil a rendez-vous avec Bachelot

13 juillet 2010

Depuis la canicule, à chaque rayon de soleil, l'été venu, les jeunes journalistes stagiaires ou pigistes ou sans statut m'appellent. Suis devenu un « marronnier », comme disent les journalistes, c'est pas grave et je m'en fiche, car l'enjeu du réchauffement climatique est plus important, et parler des canicules est essentiel. Rien n'a changé depuis le Grenelle de l'environnement.

Comme chaque année aux premières chaleurs, les journalistes hurlent « canicule » au pas de ma porte. Les questions sont les mêmes depuis sept ans : « Les choses ont-elles changé depuis 2003 ? » « Sommes-nous prêts en cas de canicule ? »

Ma consternation réside dans le fait que la canicule est devenue une communication folklorique écartant le fait qu'elle est catastrophique. Lors de la grippe, 1,5 milliard d'euros fut dépensé pour rien, mais rien pour la canicule, bien plus mortelle, ni pour le service public hospitalier. Les ours blancs, les phoques, les morses, et autres Inuits que nous sommes cuisent doucement. En sept ans, la prise de conscience du risque de la chaleur s'est faite, mais les gens n'ont pas les moyens d'améliorer leur logement pour se protéger.

Depuis 2003, tout a été organisé en termes de communication pour protéger les politiques. Les directeurs d'hôpital l'ont bien compris et ont tous désormais leur chargé de communication, afin d'encadrer l'info. Mais aucun n'a changé sa politique de fermeture de lits l'été ! Pourtant ils pouvaient prévoir le risque, puisque les cinq derniers mois ont été les plus chauds depuis 1880, selon le Centre national des données climatiques américain de la terre et des océans. De plus, le recours général à la climatisation entraîne une surconsommation d'énergie qui va aggraver le réchauffement.

Depuis 2003, tous ceux qui ont édulcoré la réalité de la catastrophe continuent leurs brillantes carrières comme si une aristocratie séquestrait la république devenue leur catin.

Le ministre de la Santé de l'époque, Jean-François Mattei, est devenu président de la Croix-Rouge et président du conseil d'administration de l'École des hautes études en santé publique ; sans doute pour son bon bilan ? Son principal conseiller, Cédric Grouchka, est dirigeant de la Haute Autorité de santé. Bachelot était ministre de l'Écologie en 2003 et disait aux gens de « se mettre à l'ombre ». En 2010, elle est ministre de la Santé et des Sports, avec les succès et la casse du service public que l'on connaît ! Hubert Falco était secrétaire d'État aux Personnes âgées, il est aujourd'hui secrétaire d'État à la Défense et aux Anciens Combattants. Michèle Alliot-Marie, ministre de la Défense en 2003, est, en cet été 2010, ministre de la Justice. Sarkozy était ministre de l'Intérieur et il est devenu empereur ! Les pompiers qui ont un peu trop parlé en 2003 ont eu leur carrière raccourcie par ces deux derniers ! En 2003, il y avait eu une commission d'enquête parlementaire bienveillante à l'égard du pouvoir de l'époque. Elle était présidée par Claude Évin, aujourd'hui directeur de l'agence régionale de santé d'Île-de-France sur nomination de Sarkozy. Loin de moi l'idée de couper des têtes, je ne fais simplement que constater que notre pays est gouverné par quelques personnalités qui ne se remettent jamais en cause !

Quant au monde médical, il n'a eu de cesse de flinguer les urgences et les syndicalistes qui avaient signalé la catastrophe. L'UMP a pris en charge la communication des urgences et ceux qui, désormais, en parlent sont tous, de près ou de loin, dans ce parti politique néolibéral. Ainsi le message du tout-va-bien est relayé et plus personne ne peut souffrir de la canicule, puisqu'on vous le dit !

L'hôpital-entreprise élaboré en 2002 est achevé et les fermetures d'établissements vont s'accroître. Les fermetures de lits sont cet été en augmentation. Les 500 millions qui avaient été donnés en 2004 pour les urgences se sont envolés dans les nouveaux jeux de financement des hôpitaux publics. En cas de drame, nous serons dans un déni de réalité gouvernemental, car tout ira toujours bien. Je sais pas vous, mais moi, mon tube de l'été, c'est : « *Yes, we can !* » Ça donne la force.

La mer, conte contemporain

4 août 2010

La poésie de Rimbaud avec Sensation *: « Mais l'amour infini me montera dans l'âme, Et j'irai loin, bien loin, comme un bohémien, Par la nature, heureux, comme avec une femme. »*

Marion, au cœur si grand et à l'humanisme à trouver beau le laid, s'est décidée à devenir gériatre. Lorsqu'elle a demandé à rester dans le service de gériatrie de ce bel hôpital parisien, le chef de pôle, qu'elle croyait être son pote, l'a virée, car il voulait avoir la prime sur les objectifs financiers et n'aimait pas sa « marginalité ». Un con devenu chef est un néant.

Sans désespérer, elle est partie travailler dans une maison de retraite. Pas facile de trouver un intérêt dans la routine de vieillards dits « déments ». Chaque jour, la visite à 9 heures avec l'infirmière qui raconte ses douleurs, le jeune brancardier qui rêve d'être footballeur et la cadre sarkozyste... Elle a tenu six mois, critiquant souvent le fait que les vieux étaient posés devant le Journal de 13 heures de TF1, après être passés devant une jardinière de légumes entourée d'une viande d'une race irréelle et de desserts que seule la poubelle accepte d'engloutir. Cet établissement aurait dû s'appeler « La désespérance fleurie ». L'agonie moderne des vieilles gens est une longue attente aux révoltes rêvées.

Un matin, Marion est entrée dans la chambre d'André, 77 ans, ancien professeur de français placé ici en raison de son handicap à la marche après une fracture du fémur. Il habitait au cinquième sans ascenseur, alors on l'a déposé là. Il ne disait rien depuis des mois. L'aide-soignant l'avait surnommé « L'huître » et ça faisait rire la cadre. Il a attendu d'être seul avec la toubib, l'a regardée et tenté un « Je m'ennuie ». Elle lui a demandé ce qu'il voulait. « Des livres… De l'air… » La cadre lui a tendu un vieux *Paris-Match* et a ouvert la fenêtre… « Ça aurait pu être pire », a murmuré André. Marion s'est marrée et la cadre est partie en jugeant ce pensionnaire irascible, incohérent, et en déclarant qu'il fallait majorer ses calmants.

Notre gériatre n'a pas dormi et a réfléchi jusqu'à l'arrivée au sommet de la montagne de son idée. Le lendemain, elle a bâti le projet avec le directeur de l'établissement, tout aussi enthousiaste : douze vieux volontaires iront revoir la mer ! Un mois de préparatifs et de formalités a été nécessaire pour le voyage. Certains n'avaient plus vu la mer depuis plus de soixante ans ! André décida de lâcher le déambulateur et de reprendre la canne, et la kiné, avant le départ, a redoublé l'exercice.

Le grand jour arriva. Ils ont enlevé robes de chambre et pyjamas pour mettre les beaux habits, comme si *La Java bleue* allait être jouée aux bords de la Marne un dimanche. Cela ressembla à une évacuation sanitaire. Il a fallu installer les plus invalides, prévoir les médicaments, les couches-culottes, les chaises roulantes, les préparations liquides pour les nourrir... Mais Marion avait tout prévu, même la musique dans le bus. Et, dès le premier virage, ça a commencé à papoter comme des mômes, avec souvenirs et potins, petits refrains fredonnés et compliments des hommes à ces dames sur la tenue de leur coiffure. Vues de haut, elles ressemblaient à un déplacement de pelotes de laine colorées !

À l'arrivée, ils ont eu du mal à sortir sur la plage, regardant longuement l'objectif atteint. Une vieille a refusé la chaise roulante et a pris le bras de l'accompagnateur pour aller marcher sur le sable en pleurant en silence. Les douze vieux ont fini sur le sable. André levait ses bras au ciel en marmonnant. Le soir, ils ont mangé à l'auberge et ont même bu un verre de vin. Il paraît même qu'ils se sont couchés tard... C'est-à-dire bien après le Journal des Régions de la 3, en langage maison de retraite. Le rire est apparu autour de la table lorsque André a chanté puis a proposé d'aller voir les étoiles.

Clopin-clopant, la bande d'instables est partie vers la terrasse. Les vieilles, redevenues femmes, ont rajusté leur coiffe et les hommes se sont occupés de ceux qui ne marchaient pas bien. Sur la terrasse, ils ont regardé le ciel étoilé. Certains ont dû confondre les villages de la côte, mais on s'en fout. Ils n'ont pas touché à leurs compléments alimentaires, n'ont pas pris leur calmant pour dormir. Au bout de huit jours, presque tous étaient redevenus continents et plus éveillés. Ils mangeaient tous à table et la télé était éteinte.

Marion en a un peu pleuré à son retour lorsqu'elle m'a raconté son histoire : fière simplement d'avoir fait du bon boulot. André lui a écrit une belle lettre en pleins et déliés pour lui dire que ça avait été son plus beau voyage. Sans doute son dernier, mais le plus merveilleux.

Nos voisins les barbares

12 août 2010

*Le livre de Clémentine Autain (*Un beau jour… Combattre le viol, *Indigène Éd.), le combat de Tristane Banon, le féminisme d'Élisabeth Badinter. Plus que de combats, c'est de victoires contre les barbares dont les femmes ont besoin.*

Au mois de juin, elle a été si heureuse : réussite aux examens, vacances avec les copines, puis le job comme serveuse dans ce resto devant lequel elle passe depuis son enfance. Vingt ans, l'âge de toutes les conquêtes et des possibles… Elle est si belle qu'elle en a marre que tous les mecs ressemblent aux loups de Tex Avery lorsqu'elle passe. Mais elle en rigole avec ses copines, et ce ne sont pas les dernières à faire des blagues grivoises ! Elle a une belle vie et elle adore se promener en jupe, en tenue à la mode un peu sexy… Bon, y a toujours un barbu pour la traiter de pute, mais ça dure depuis le lycée, alors elle « gère ces cons ».

Deux jeunes viennent au resto depuis qu'elle a commencé et ils rigolent bien ensemble. Un soir, ils lui ont proposé d'aller boire un coup à la fin de son service. Elle croit les connaître. Sous les tilleuls, ils se sont attablés et ont bu... Elle devait rejoindre ses copines pour un ciné. Elle est allée aux toilettes et elle est revenue finir son verre, dans lequel ils avaient mis un médicament ! Les deux comparses étaient devenus chasseurs et elle était leur proie. Elle ne s'est pas sentie bien. « La chaleur la fatigue », a lancé l'un des deux connards. Ils l'ont prise par les bras et emmenée vers le cauchemar.

La suite s'écrit avec l'encre de l'horreur. Ces deux types étudiants, soi-disant bien élevés, sont devenus des criminels, des pépères barbares avec une facilité déconcertante. Chacun de leurs actes était bien prévu, comme c'est le cas chez tout prédateur psychopathe. L'un l'a tenue par les bras pendant que l'autre la déshabillait. Elle se souvient d'avoir tenté de se débattre, mais elle s'est pris une première baffe, peut-être la moins forte. Ils ne cessaient de l'insulter. Celui qui la tenait lui hurlait : « Z'y va ! Fais comme dans les films de cul. » Elle a senti que le premier avait terminé et relâchait l'étreinte de ses mains sur ses cuisses. Elle a reçu des coups pour que l'autre ait une fellation. La lèvre en sang, les yeux recouverts d'hématomes, le nez broyé, il l'étranglait pour lui tenir le cou afin qu'elle s'exécute. Chaque seconde a paru une éternité. Elle avait la tête qui tournait et a vomi. Elle ne sentait plus que des douleurs, hurlait et pleurait lorsqu'ils ont pris un manche à balai pour lui enfoncer dans les orifices. La torture a recommencé malgré ses supplications à ces deux ordures.

C'est lorsqu'elle a saigné abondamment de l'anus qu'ils ont arrêté. Les deux tortionnaires lui ont fait jurer de ne rien dire, sinon ils la tueraient, et il fallait qu'elle revienne le lendemain « parce que t'aimes ça ».

Sur le trottoir, en rentrant chez elle, c'est un boulanger qui l'a croisée et a alerté les secours. Arrivée aux urgences, elle est restée mutique, le médecin dit qu'elle était ivre, mais ce sont les infirmières qui ont tout compris. Elle est d'un courage extraordinaire et a accepté de porter plainte. Les deux femmes de la police judiciaire se sont montrées très délicates pour recueillir toutes les preuves.

Les deux créatures ont été arrêtées. L'un d'eux est mineur. Ils sont en prison. Pour la victime, il faudra du temps et de la patience. Ces trois vies sont gâchées, sans compter celles des amis et familles.

Les viols et agressions sexuelles sont en pleine progression. Un viol toutes les deux heures en France ! Plus de 25 000 viols ont lieu chaque année. Les victimes s'en sortent d'autant mieux qu'elles portent plainte et que la justice fait son job. Ne jamais laisser faire, ne jamais compter sur l'oubli. Se battre contre les cons. Plus que jamais le droit des femmes est le symbole de la modernité.

N. B. – J'ai écrit cette chronique pour rappeler qu'un viol est un crime plus grave qu'un simple vol de bijoux ou de tableaux. Pourtant l'actualité met toujours l'argent en haut de la une et le drame humain après. Ce sont les drames physiques et moraux qui sont les plus abjects.

Le jour s'est levé

19 août 2010

De la fermeture des maternités, du manque de place, des restrictions budgétaires, il résulte que nous faisons de plus en plus d'accouchements à domicile.

Par le calme et la torpeur de l'été, Paris change de tempo, de bruit et d'odeur. Travailler la nuit dans Paname, c'est traverser des quartiers devenus tantôt déserts et tantôt villages, ou rencontrer des joyeux rassemblements de touristes bariolés. La Seine est un miroir dans lequel les quais et les façades ont plaisir à se mirer. Rouler dans Paris à ces heures tardives, c'est croiser l'histoire du pays à chaque pavé. Le bleu des gyrophares va si bien au blues des murs de Paname, c'est un peu comme dans les décors de films en noir et blanc, avec un Sinatra qui fredonne *Night and Day* juste à l'angle de la rue. Oh, pardon ! C'est un homme ivre qui vomit, et pas un crooner…

Oui, je sais, faire de la poésie lorsqu'on est de garde ou trouver un peu de beau dans le laid est un exercice hasardeux et ridicule. Mais il faut bien mettre un peu de poésie dans l'exercice de l'urgence, sinon le gouffre de la tristesse vous attire. L'été, les malades ne partent pas en vacances et les détresses de toutes sortes se produisent. Et il n'est pas simple de travailler, avec toutes les fermetures de lits dans les cliniques ou les hôpitaux publics. Certains patients se retrouvent bien malgré eux dans des situations périlleuses.

En arrivant devant l'immeuble, le ciel venait juste de poser la lune dans le noir et les étoiles. Il fait chaud, à monter les six étages dans cette cage d'escalier lugubre et étroite. C'est là que je regrette d'avoir abusé du saucisson et du rosé au Festival d'Avignon !

Géraldine va être maman. Sûr que le bébé devait arriver après le 15 août. Mais, en pleine nuit, panique du futur papa, car la clinique est fermée et les maternités publiques « n'ont pas de place ». On sent que la société à envie de le voir, ce bébé… Alors ils ont appelé les secours. C'est un peu angoissant, pour toute l'équipe, d'aller sur un accouchement en cours. Impossible d'évacuer, car la perte des eaux et les contractions annoncent l'arrivée imminente. Depuis toujours, nous naissons. L'émotion se lit sur les visages de l'équipe médicale, comme sur ceux des pompiers. Oh là là ! C'est le moment où tous les soignants ont la sueur au front, les hormones au plus bas, la trouille, l'espoir que tout se passe pour le mieux. Mais, dans un « glong », c'est le papa qui est par terre. Deux pompiers lui relèvent les jambes pendant que sa femme les écarte, et c'est la tête toute flapie du bébé qui va sortir. M'appliquant avec des gants stériles, je n'en mène pas large, me demandant si je ne ferais pas mieux de l'empêcher de sortir, dans ce monde cruel… Mais il vient.

L'arrivée de ma collègue pédiatre, le docteur Céline Farges, permet de renforcer la qualité de l'accouchement, qui à tout moment peut devenir catastrophique. Elle guide la manœuvre en deux temps, trois mouvements. Non, il n'y a pas John Wayne qui fait chauffer de l'eau chaude, ni le docteur alcoolique des films de John Ford, mais un petit côté rustique qui fait la grandeur de cette situation.

Ah, mais nous apercevons la tête de la petite fille. Incroyable, de voir un tel volume sortir d'un si petit bassin. Le silence. Lourd, pesant, interminable, en attendant le cri. Céline, sans émotion, avec des gestes précis et délicats, agit. Deux petites aspirations et… hop ! La petite fille hurle. Tout le monde est heureux. La machine est partie pour au moins cent ans ! La maman va bien et, pour le geste, nous avons allongé le papa à côté d'elle.

En sortant, il était 5 heures du matin, le jour se levait à peine. « Paris s'éveille », chante Dutronc, et une petite Parisienne vient de débarquer dans un monde que nous devons lui faire beau comme ses rêves. Pas de lambin dans l'équipe, au boulot !

Le « coning » : la mode de la rentrée

25 août 2010

La connerie est une richesse d'inspiration et un puits sans fond vers le néant des hommes.

L'homme a toujours voulu voler, et ce depuis que les lois de la gravité existent. Le père Cro-Magnon tombait de la falaise ou de l'arbre, le mignon d'aujourd'hui saute des immeubles ou des ponts. Une mode est née cet été à Ibiza, cela s'appelle le « balconing ». C'est totalement débile et ça consiste à sauter du haut de cinq étages dans la rue ou la piscine : 4 jeunes ont été tués et 26 blessés gravement, tous âgés de 18 à 25 ans. Les blessés sont pour la plupart désormais paraplégiques ou tétraplégiques. Ce jeu à la con, et donc à la mode, que nous appellerons le « coning », fait un ravage chez des jeunes pris dans l'ivresse et les intoxications des soirées.

Un jour, aux urgences, j'ai pu parler avec un brave garçon que sa fiancée venait de quitter pour son meilleur ami. Il en était désespéré et avait sauté du pont. Que les secondes sont longues en attendant de toucher la Seine ! C'est dans l'air qu'il s'est dit : « Mais pourquoi je fais ça pour cette conne ? » Plouf. Il est vivant, car la Seine, en cet endroit, a un courant ascendant. Il regrettait son geste et s'en est tiré avec une odeur d'égout et ses fringues bonnes pour la poubelle.

Les femmes et les hommes ne sont pas faits pour sauter. Tout le monde se souvient des images de ces corps se jetant des tours du World Trade Center lors des attentats du 11 septembre 2001 : tous morts. Mais n'allons pas si loin : restons à nos fenêtres et regardons tomber le désespoir qui veut mourir tel un moustique sur un pare-brise.

Du premier étage, la personne qui saute ne dit rien. Puis hurle à l'arrivée. Fractures des chevilles, genoux, bassin, bras et crâne… Le plus souvent, ils survivent, mais avec des handicaps effroyables.

À partir du deuxième, le cri précède l'écrasement. Tout devient alors plus grave et souvent mortel. Sans parler de ceux qui tombent sur un passant et tuent en voulant se tuer ! À partir de ces vitesses, l'éviscération, la rupture du foie, de la rate, des poumons sont souvent inéluctables.

Du troisième, l'empereur, sa femme et le petit prince meurent tous, transformés en tartare. Le corps humain s'en remet au « g », non pas de la sexualité mais de la gravitation, et les artères deviennent geyser. Le plus dur pour ces voltigeurs, c'est lorsqu'ils sont encore conscients sur le trottoir et que leurs proches les prennent dans leurs bras, qu'ils parlent encore pour regretter d'avoir sauté. Aucun ne s'en sort, ou alors par le plus grand des hasards, comme ceux qui tombent dans une piscine, un arbre…

Dans le cas du « balconing », le problème de ces crétins, c'est de vouloir imiter le cinéma. Peut-être ne font-ils plus du tout la part entre la réalité et la fiction. Ainsi certains d'entre eux ont atterri sur le rebord de la piscine, se fracassant le crâne. Et la violence du choc expulse le cerveau comme une motte de beurre trempée de sauce tomate.

Allez ! Restons encore à Ibiza, où les jeunes de riche et bonne famille s'adonnent à une nouvelle forme de toxicomanie associant MDMA (ecstasy), cocaïne et Rohypnol, le tout arrosé d'alcool. C'est pas donné à tout le monde, et il en faut, de l'argent, pour se défoncer de la sorte. Après pareil cocktail leur délire est tel qu'ils peuvent faire n'importe quoi, plongés dans un univers psychédélique ! Comme quoi le « coning » est à tous les étages de l'échelle sociale.

Toutes ces modes sont vraiment délirantes et lourdes de conséquences, mais le « coning » est si *fashion* ! Et ne me parlez pas de briser des interdits, ou je vous passe par la fenêtre !

Vivons vivants avant la mort

1er septembre 2010

Si la retraite est une soumission à la temporalité du travail, la vie ne doit pas dépendre uniquement de ce bien social. Un travail pénible, et la retraite sera bien courte. Alors, comment s'y préparer ? Voici quelques conseils non exhaustifs.

Logement

Lorsqu'une personne âgée devient un peu démente, les services hospitaliers et sociaux étudient la solitude et le logement du patient. Si la pension de retraite passe dans le logement, le vieux va directement en maison de retraite, dont les prestations seront fixées en fonction des revenus. Soyez donc propriétaire de votre logement ! C'est là le plus grand scandale touchant les jeunes : comment acquérir un logement dont va dépendre leur autonomie lorsqu'ils seront plus vieux ? Si la personne a des ressources, le maintien à domicile est organisé, mais le retraité se ruine, car une bonne part des frais vient de sa poche.

L'activité intellectuelle

Si tu arrêtes ta tête, tu crèves ! La mémoire et l'exercice cérébral s'entretiennent. Pas besoin de machine : calcul mental, écriture à la main, aller voir des expos, lire des livres, apprendre par cœur des poésies ou des textes, analyser une pièce de théâtre ou un film avec des amis… Voilà une ordonnance bien menée et pas chère. Regardez le scanner cérébral de ceux qui, à 80 ans, ont continué leur activité intellectuelle, et comparez-le à celui de ceux qui ne font rien : la photo parle d'elle-même. C'est la différence entre une boîte pleine et une boîte vide !

L'ennui

Quand le moral va, tout va ! C'est peut-être la théorie la plus moderne. Une vie de travail agréable conduit-elle à une retraite heureuse ? Ben non. « Une vie de merde », comme aiment dire les jeunes, ne finira pas forcément par une retraite pourrie. En revanche, aucune chance de trouver le bonheur dans les antidépresseurs, neuroleptiques ou anxiolytiques. C'est là que les peureux de la psychiatrie ou les fanatiques de la gélule se gourent : aucune molécule ne rend heureux… Tout serait si simple. Le bonheur, c'est une alchimie très complexe.

Les traitements contre le vieillissement

Ni les sirops, ni les poudres, ni les médocs n'ont fait leurs preuves. Que du pipeau, sauf pour les industriels et les pharmaciens. Seule la prévention – pas d'abus d'alcool, pas de drogues, pas de tabac et un faible taux de cholestérol – a montré son efficacité.

Sport ?

« *No sport, no sport, no sport, but whisky and cigars* », disait Churchill. Les anti-sport utilisent cette phrase comme alibi et motivation. Une chose est certaine : le crime parfait contre un retraité qui n'a jamais fait de sport est de lui offrir un vélo ou une place gratuite au marathon. L'affaire est très vite enterrée ! Le sport doit se pratiquer tout au long de la vie, doucement et sans excès. À plus de 60 ans, un bilan de santé rigoureux ou la surveillance d'une reprise de l'activité physique sont nécessaires.

Maisons de retraite : le business des cheveux gris

Aussi le 1er septembre 2010

Retraite, vieillissement, dépendance... Un combat à mener pour notre société, mais une mine d'or pour les maisons de retraites privées.

Ils ne vous disent pas grand-chose, ces noms : DomusVi, Dolcea, Medica, Orpea, Korian... Ce sont les principales multinationales qui organisent et construisent les maisons de retraite privées en France. D'ici à 2015, le nombre de personnes âgées de plus de 80 ans, toutes retraitées, va doubler ! En 2040, ce seront 1,5 million de personnes âgées dépendantes qui vivront dans les maisons de retraite. Pour l'instant, 45 % d'entre elles sont publiques, mais elles passent progressivement dans l'activité commerciale privée, qui représente aujourd'hui 25 % du « marché ».

On compte actuellement 680 000 vieillards dans les 6 900 maisons de retraite médicalisées. Enfin, médicalisées... sur le papier. Bien souvent, c'est le Samu qui est chargé de faire la médicalisation, ce qui ne coûte rien à la maison de retraite. Comptez 60 à 100 euros par jour, dans ces établissements, auxquels s'ajoutent les augmentations dues au téléphone, aux promenades organisées… Les suppléments vont croissant.

Ces maisons de retraite commerciales visent le retraité riche devenu dépendant. La génération du baby-boom arrive à la retraite, elle est riche et a connu le plein-emploi, elle a pu se loger, elle a du pognon. De plus, la Sécurité sociale et l'assistance aux personnes âgées garantissent les aides. Quoi de mieux pour les actionnaires de ces boîtes privées internationales ! La progression de leur chiffre d'affaires est de 7 à 10 % par an. Une aubaine en période de crise. Les bénéfices partent dans la poche des actionnaires des fonds de pension étrangers. C'est ainsi que le modèle social français sert à payer la retraite et, surtout, la spéculation, dans d'autres pays.

Mais le business des retraites ne s'arrête pas là. En 2007, les députés et sénateurs se sont alarmés des montants que les assureurs ne reversent pas aux bénéficiaires des assurances-vie lors du décès des souscripteurs. En 2005 le stock des contrats non réclamés a été évalué à 170 000, pour une somme d'environ 2 milliards d'euros, selon le gouvernement ! Une loi a été votée pour obliger les assureurs à chercher les bénéficiaires. Depuis, plus personne n'en parle, pour la plus grande joie des compagnies d'assurances…

Enfin, il y a le scandale des pensions de réversion. Actuellement, lorsqu'un vieux meurt, sa femme doit faire des démarches pour garder une partie de la retraite de son mari. C'est d'autant plus douloureux que ces générations de femmes ne travaillaient pas, qu'elles étaient, pour beaucoup, ces fameuses « femmes au foyer ». La Sécurité sociale leur demande des montagnes de papiers… Tout devient compliqué pour toucher leur retraite. Souvent, ce sont plusieurs mois sans avoir un sou, en attendant que les papiers soient validés. Et, au final, bien souvent, moins de 800 euros par mois pour vivre. Selon le Secours populaire, plus de 1 million de personnes âgées vivent en dessous du seuil de pauvreté.

Pendant ce temps-là l'argent profite, mais pas aux plus pauvres… Aux grands argentiers, aux multinationales, aux fonds de pension.

Mourir en travaillant

8 septembre 2010

Les accidents du travail, la médecine du travail, la santé au travail… Au programme social des prochaines années, il y a de grands combats à mener. En 2008, 2 travailleurs sont morts chaque jour sur leur lieu de travail ou en s'y rendant, selon l'INRS.

À notre arrivée sur le chantier, dans ce bel immeuble parisien, il était allongé par terre avec trois pompiers qui lui faisaient un massage cardiaque. Ce peintre de 28 ans est par terre, le cœur arrêté. Au début, nous avons tous cru qu'il était tombé de l'échafaudage. Soudain toutes les alarmes des pompiers qui signalent la présence de monoxyde de carbone se sont déclenchées. Un peu comme dans ces films catastrophe, où tous les téléphones se déclenchent… Vite ! Bouger ! Mais pas sans lui. Le porter, le déplacer. S'allonger par terre, comme lui, pour lui poser un tube afin de le ventiler. Plus vite ! L'intoxication au monoxyde de carbone est une tueuse sournoise et redoutable. Ne sachant pas ce qui se passe, il faut évacuer tout l'immeuble. Vite, les renforts…

Un type nous regarde de sa fenêtre et nous filme avec son portable. Je hurle contre ce con. Il se marre et nous dit d'arrêter notre cirque. Un con ne change jamais, même en danger… Et c'est rassurant ! Les flics arrivent et s'en occupent. En quelques minutes, l'immeuble bien dormant devient un son et lumière avec tout un ballet d'uniformes aux gestes et actions aussi précis que dans une chorégraphie.

Mais de quoi souffre ce jeune dont le cœur repart enfin ? C'est alors que je découvre un pot de 25 litres de décapant avec une tête de mort mal dessinée sur le couvercle.

L'arrivée du patron de l'entreprise n'est pas triste ! Dernier scooter à la mode, chaîne en or moins élégante qu'une chaîne de moto, le parfait patron, ridicule et beauf à la fois. Son « C'est quoi, ce cirque ? » me rappelle quelqu'un ! Lui aussi est calmé par les deux inspecteurs qui lui lancent : « C'est vous, le responsable du chantier ? » Ça calme ! Étonnante, cette époque où ceux qui aiment à dire qu'ils sont patrons, chefs, responsables deviennent aussi liquides qu'une pâte à crêpe ratée en cas de gros problème : « Où sont ses vêtements de protection ? » Sans répondre, d'un regard méprisant, il nous lance un : « Il a quoi ? » Je n'ai pas pu me retenir : « Oh, je crois que vous n'allez pas comprendre : il est mort. » Même si son cœur repartait, le manque d'oxygène pendant plus de trois minutes suffit à provoquer la mort cérébrale. Le cœur des jeunes repart souvent vite, mais seul. Sans le cerveau, sans les reins… En quittant les lieux pour foncer vers la réanimation, le quartier était changé en poste médical avancé, toutes les autorités étaient là, à s'inquiéter de la mort d'un peintre. C'est pas n'importe quoi…

À l'arrivée en réanimation, tout le personnel attend en tenue de décontamination, car le produit décapant – oui, celui que vous achetez dans le commerce – est un poison redoutable. Son inhalation entraîne sa décomposition en monoxyde de carbone dans les poumons. Mortel ! La dangerosité de ce produit est connue et il devrait être retiré ou n'être utilisé qu'avec des protections. Mais, même si elles existent, le patron ne peut passer son temps à forcer l'ouvrier à les porter.

Deux jours après, le peintre était dans le sapin. Une chose est certaine, méfiez-vous de tous ces produits et protégez-vous lorsque vous les utilisez. Dans une dictature, si le peintre est mort, il faut en trouver un autre. Ici, un homme est mort, il était peintre : deux raisons de se demander pourquoi, comment et qui est responsable ? C'est alors tout le sens de notre vie en république, de la justice, de la santé publique… que vous retrouvez dans ce drame.

Plouf !

22 septembre 2010

Le suicide est une déclaration d'échec du mort à sa famille, jusqu'à la société. Dans son poème L'Enchristée, *Gérard Mordillat dit : « Mon Dieu ! Mon Dieu ! Pourquoi l'as-tu désespérée ? »*

À 18 ans, elle a eu son bac. Un peu belle, un peu intelligente, un peu sérieuse… Tout cela lui a fait avoir un peu d'amoureux et de bonheur. C'est à la naissance du premier enfant, entre 20 et 30 ans, qu'elle a craqué pour la première fois. Le bébé-blues, soi-disant. Elle a alors perdu son travail, car le DRH lui avait dit : « Faut pas faire d'enfant ici, sinon vous partez et ne revenez pas. » Son mari a supporté sa déprime quotidienne, ses doutes, ses angoisses. Elle a fait des efforts et a vécu au présent, mais avec tous les maux du passé qui empêchent un futur et les rêves. Les psychiatres l'ont aidée avec des traitements et des séjours de repos. Dans les yeux de ses enfants, la trentaine est devenue pesante comme un beau voilier qui tournerait en rond sans savoir où aller, sur des mers angoissantes.

Elle a retrouvé un emploi vers le début de sa quarantaine. Elle est arrivée dans une entreprise de battants, de nouveaux barbares, qui ont vu en elle un exutoire à leur perversité. Les voiles du bateau que tout autre voyait comme bien tendues sont doucement tombées. Les arrêts de travail, comme pour retrouver du souffle, n'ont rien changé. Ses enfants ont fait ce qu'ils pouvaient, son mari est resté, fidèle et amoureux, même quand, un jour, par angoisse, elle a cassé toute la vaisselle, et un autre la voiture.

En ce jour d'automne, ils étaient tous les deux dans la pièce. Sa boîte lui avait demandé de traduire l'équivalent d'un Bottin pour le surlendemain. Elle a été prise de panique… Il a essayé de lui mettre sa musique favorite, de lui faire prendre un bain, de l'emmener se promener, mais rien n'y a fait. Elle l'a regardé. Puis elle lui a dit qu'elle n'avait aimé que lui mais que plus rien ne la retenait, et elle a couru dans l'appartement comme le coureur pour la victoire. À fond ! Et elle a sauté du treizième étage. Elle n'a pas crié, lui a hurlé, et, le temps qu'il arrive à la balustrade, elle s'était écrasée.

En arrivant sur place avec tous les secours, nous savions tous que nous ne servions plus à rien pour elle. Mais que, pour ceux qui restaient, pour ce père et ses trois enfants, notre travail était aussi de les aider à commencer leur deuil. Dans le jardin intérieur, son corps a été recouvert d'un drap jaune de l'Assistance publique.

Nous avons soutenu le mari et les enfants, qui ne tenaient plus sur leurs jambes et étaient hébétés, sidérés, tous, autour du corps en charpie de leur mère. Aucune larme ne pouvait sortir de leur peine, tellement elle était grande.

Les maladies mentales sont parfois incurables. Il est impossible de tout demander à la médecine ou aux sciences de la psyché. Sa famille, son psy, elle… ne sont pas coupables. Mais, quand même, j'aurais aimé montrer son corps à cet enfoiré qui avait été informé par la médecine du travail de sa fragilité et devait prendre plaisir à l'humilier. Cela s'appelle l'adaptation à l'emploi, le respect de la différence, la tolérance des handicaps… et c'est valable partout.

Alors que la police judiciaire faisait les constats d'usage, un homme aux cheveux blancs est arrivé en hurlant. Sans amabilité, il a lancé : « Suis président du syndic, dégagez ça et tirez-vous, c'est une propriété privée, de gens respectables ! » Les policiers lui ont demandé de partir et il a commencé à les engueuler en montrant le cadavre. Je n'ai pas pu me retenir et lui ai lancé : « Mais casse-toi, pauv'con ! » Il a hurlé de plus belle, prenant les policiers à témoin. « Mais non, lui ai-je dit, c'est une citation historique d'un président de la République. »

Désirs noirs

29 septembre 2010

Je ne sais pas si je suis un bon syndicaliste. En tout cas, douze ans d'action sociale sont très fatigants. Suis devenu parfois « l'homme pressé » que chantait Noir Désir. Je demande pardon à mes proches que j'ai négligés.

Je me suis souvent engueulé avec ce professeur de médecine. Ultralibéral, avec une consultation privée considérable, bien que travaillant dans le service public. Nous n'étions d'accord sur rien. Mais avec une sorte de respect mutuel. La retraite ? Foutaises, répondait-il. Là où je lui donnais un peu raison, c'était sur la somme considérable de culture médicale et de savoir qu'il avait accumulée et qui, du jour au lendemain, ne servirait plus à rien. Il y a quelques mois, il a dû prendre sa retraite. En quelques semaines, cet hyperactif est tombé dans une dépression car, après la collection de timbres, le golf et la pêche..., il s'est vite ennuyé. Son cancer est devenu son occupation et l'a vite emporté. Il aura profité de sa retraite environ dix-huit mois ! Peu de temps avant sa mort, il m'avait demandé de l'aider car il n'arrivait pas à avoir des papiers de l'administration et m'a dit qu'il s'était un peu trompé sur ses choix politiques et que le bien commun était et sera l'essentiel du progrès social.

Faire du syndicalisme lorsque vous êtes médecin équivaut un peu à chercher de l'eau en plein désert.

Vous aidez un collègue le lundi, le mardi il est prêt à tout, le mercredi il trouve que finalement il aurait pu faire autrement, le jeudi il maudit les syndicats et la solidarité car il n'a plus besoin de vous, et en fin de semaine il se félicite de vous trahir : c'est la mode de notre époque, et pas seulement en médecine ! Le départ à la retraite des médecins dans les hôpitaux est d'une cruauté singulière. Ces professionnels, qui ont tout donné par altruisme et empathie pour les malades, sont littéralement jetés comme des objets de consommation usagés. Ceci est d'autant plus cruel que ce sont souvent leurs propres potes ou collègues ou élèves qui leur montrent la porte. Ainsi ils récupèrent des postes de pouvoir parfois prestigieux !

Comme dans les autres professions, lorsqu'ils sont dans la merde, les médecins se retournent vers les syndicats médicaux, qui, de bonne grâce, les aident. Mais l'engagement se limite à leur périmètre de vie. Ainsi, les médecins qui s'engagent contre les réformes sont rares. Pourtant les professionnels de santé devraient être les premiers à défendre la Sécurité sociale, car elle a fait leur prospérité ces soixante dernières années.

Le conflit des retraites fait un peu oublier que le projet de loi de financement de la Sécurité sociale va être bientôt voté. En 2009, la santé des Français a coûté 223 milliards d'euros, 4 % de plus qu'en 2008. Soit 2 724 euros par habitant. Cet argent a fait vivre toute une chaîne, des professionnels aux industriels... De plus, cela rapporte aussi beaucoup, par exemple, à toutes ces multinationales de maisons de retraite qui voient leurs profits croître de 8 à 10 % par an, ces bénéfices partant dans les poches de grands usuriers étrangers. Pour les libéraux, le modèle social français est à détruire ! Mais il est aussi tellement bon pour eux quand il leur garantit des revenus...

Alors, défendre les retraites, tout comme la Sécurité sociale, devrait être le premier but de tout syndicat. Mais on en est loin, en médecine. En attendant, c'est le 46e plan de redressement de l'assurance-maladie qui va être annoncé. Les déremboursements vont tomber et les mutuelles vont augmenter leurs cotisations. Au final le peuple va dépenser plus pour se soigner et consultera moins, ce qui diminuera les revenus des professionnels de santé. Alors les médecins vont redécouvrir l'intérêt des syndicats, investis dans la défense de la Sécurité sociale !

Drame au coin de la rue

6 octobre 2010

J'ai écrit ce texte en pensant à ce tableau de Renoir des Joueurs de cartes. *Ça aurait pu être aussi cette photo de Chapotat dans la rue… La vie n'est jamais banale, chaque instant est merveilleux, mais c'est un sacré travail pour le voir.*

Ernest est retraité de la RATP, cultivé, joueur d'échecs, buveur de coups et toujours syndiqué. Il a décidé de ne pas vieillir triste, alors il s'habille curieusement. Chapeau blanc, petit foulard rouge, chemise des îles aux grandes fleurs, le tout dans une veste en velours usée. Son pantalon remonté le plus haut possible étrangle avec la ceinture en faux croco son énorme ventre. Passons sur les chaussettes dépareillées, mais en harmonie avec ses chaussures de montagne. Certes, il n'est jamais allé en montagne, mais, à 89 ans, il se tient prêt ! De toute façon, il s'en fout, des montagnes, lui, son univers s'arrête aux yeux bleus de sa belle. « Je l'aime, vous savez ? »

Ursuline est petite, et, de loin, elle semble avoir la trentaine. De près, c'est plutôt un personnage de film d'horreur. Elle met autant de produits de beauté qu'un peintre pour ravaler un vieux mur. Elle a une tête de grenouille qui serait tombée dans la farine, avec des cheveux orange. En fait, sa couleur de cheveux fait abat-jour. Elle porte des vêtements sans mode et tellement dépareillés que le tout forme une harmonie très jolie. Elle a travaillé des années comme concierge de l'immeuble d'en face, et elle continue par gentillesse et pour compléter sa retraite de misère.

Tous les midis, ils viennent manger dans ce troquet aux nappes sales. Le cafetier est triste et broie le même noir que son costume. L'air blasé, il raconte qu'il connaît ce couple depuis toujours. Ils ont même fêté leur mariage ici avec leurs uniques amis : les voisins du quartier. Cette rue est leur univers, ils ne le quittent que pour tous les livres de poche qu'ils prennent chez leur amie la libraire, qui est presque aussi vieille qu'eux. Ce troquet, c'est leur grand restaurant. Ah non, ils ne sont pas ivrognes ! Ils boivent un peu, parfois beaucoup, et de temps à autre trop.

Ce midi, ils sont arrivés en parlant fort, comme s'ils venaient de se rencontrer. Ils ont choisi la même table que tous les jours en s'en réjouissant. Ils ont trouvé la vue sur l'embouteillage et les fleurs en plastique « passionnante ». Ils ont regardé la carte, qui est la même depuis dix ans, et ont pris comme tous les jours le plat du jour. Ils sont très heureux comme ça et s'amusent de tout.

Jusqu'au moment où… Ursuline n'a brutalement plus rien dit en se tenant la gorge. Et la petite femme s'est recroquevillée sur la banquette en position fœtale. « Pourtant, il est bon, mon bœuf bourguignon », explique le Thénardier. En fait, elle se meurt, avec un morceau de viande coincé au fond de la gorge, et Ernest n'a pas compris. Tout continue comme si de rien n'était, et elle, elle meurt. Il a cru qu'elle était fatiguée et lui a mis sa veste pour ne pas qu'elle ait froid. Il n'a pas fait de bruit et a fini son repas. L'autre, derrière son bar, en venant débarrasser pour leur servir la crème caramel qui ressemble à un échantillon de diarrhée, a posé une serviette humide sur son front. Voyant qu'elle ne bougeait pas, il s'est décidé à appeler les secours.

J'ai enlevé le morceau de bœuf, mais il était trop tard, la mort avait une passagère de plus. Ernest a regardé sa femme partir vers la morgue. Il restait comme un clown triste. Comme je bâillais beaucoup, il a tenu à partager un café au zinc avec l'équipe avant de partir. Il m'a semblé voir une larme couler de ses yeux humides lorsque je lui ai dit qu'elle était forcément morte heureuse car elle a été son dernier regard. Je ne sais pas si c'est vrai, mais ces gens étaient amoureux et bien heureux, alors… Depuis, je suis repassé boire un coup avec lui et il n'a pas changé. Sauf qu'il ne parle que d'elle et du bœuf bourguignon.

• Note amicale : pour tout malaise à table, pensez à regarder le fond de la gorge, même si ce n'est pas agréable, ça évite de mourir d'une fausse route. Vous pouvez voir la manœuvre à faire sur plein de sites Internet. Les fausses routes emportent une à deux personnes par semaine, de n'importe quel âge. Allez, à table et bonne chance !

Tonnerre dans la tête

12 octobre 2010

Bénabar chante la vie comme Renaud. Son talent, sa pensée sont sans prétention autre que de servir le plaisir. Il a inspiré l'accroche de cette histoire.

Le repas du dimanche midi est un rite chez les plus âgés, remplacé chez les plus jeunes par les courses chez Ikea et l'épreuve du montage de meuble suivi de la dispute. Le déjeuner de ce jour d'un improbable Seigneur est fédérateur, ou, comme dirait Roland Barthes, de la pure mythologie. Sur la table, les beaux verres, qui ne sortent que les dimanches et jours de fête, surveillent les assiettes rangées comme pour une parade.

Je vous assure que vous n'avez jamais regardé une table de près, avec son rituel : les couteaux, toujours aussi fiers et prétentieux, menacent madame fourchette et sa fille, petite cuillère. Et je ne vous raconte même pas l'interminable bataille des valeurs entre les couverts en argent, la porcelaine et les verres en cristal : on se croirait à un rassemblement socialiste. Pendant que le pot à eau, avec sa voix gutturale de glou, nargue les verres vides face aux belles bouteilles de vin, aussi raides que l'austérité et qui vont délier les langues et les rires.

Mais là, c'est une autre affaire qui débute sous le regard ébahi de toute la vaisselle : la vieille et son gigot viennent de s'écrouler à deux mètres de la table. Ses cinq petits-enfants ont tout de suite appelé pompiers et Samu. Toute cette assemblée affectueuse était venue pour la voir, car grand-père est mort il y a un an. L'émotion, la table, le gratin, le gâteau, les fleurs... Tout y était, sauf le vieux. Le cerveau de mamie n'a pu contrôler toutes ces émotions et un vaisseau s'est bouché.

Il y a quelques années, l'accident vasculaire cérébral était une agonie épouvantable, car la médecine ne pouvait rien. À présent, ce n'est plus du tout pareil. Les neurologues ont découvert comment déboucher les obstacles. Mais il faut aller très vite, que les services compétents aient de la place, que le médecin veille bien, que le scanner ou l'IRM fonctionne...

Pour elle, tout roule ! En moins de vingt minutes, nous voilà sur la table du scanner. Dans la demi-heure qui suit, elle reçoit le produit qui va détruire le caillot de sang. Dans les jours suivants, elle n'a eu aucun déficit moteur, et elle pourra refaire des repas du dimanche ! Il est facile d'imaginer que de bien soigner ces personnes dites âgées, et de leur redonner toute liberté de mouvement, coûte moins cher que de ne pas leur donner accès à ces soins modernes, ce qui entraîne des invalidités qui, pour elles, sont épouvantables et, pour la Sécurité sociale, très coûteuses.

Mais les hasards de l'urgence peuvent provoquer tout et son contraire. Un jeune homme a cru que sa compagne faisait une hypoglycémie, en s'abritant derrière le fait qu'il avait fait du secourisme ! Mais la jeune fille de 23 ans n'était pas diabétique et se trouvait en fait dans le coma. Leur petit appartement n'avait pas de belle vaisselle et les meubles étaient semblables à tous ceux des appartements de jeunes après qu'ils se sont engueulés en les montant. Il l'a laissée plus de douze heures dans son accident vasculaire. À notre arrivée, elle était comme la Belle au bois dormant, mais aucun des baisers que lui faisait son prince ne l'avait réveillée. Nous avons tout tenté, tout fait. Mais les services de neuro ne pouvaient la prendre, car il était trop tard. Le cerveau avait trop souffert.

Elle n'est pas morte mais ne bouge plus qu'une paupière. La seule chose qui a provoqué ce drame, c'est l'association de la contraception orale – la pilule – et du tabac, qui entraîne un dépôt sur les artères. Son agonie va durer sans doute des années et nul ne sait ce qu'elle vivra. J'espère qu'elle fait de beaux rêves et s'imagine le midi, à manger du gigot lors d'un repas de famille, un peu faite par le vin des bonnes bouteilles de papy. Elle se voit peut-être courir dans un champ avec une belle robe et un grand soleil, en tenant la main d'un bel amoureux… Enfin, ça me rassure un peu…

Ne lui dites jamais !

19 octobre 2010

J'ai l'impression d'être soldat sur une plage de débarquement. Je cours, je cours et le temps passe. Autour de moi, des amis, des potes meurent, tombent, je les perds. Comme pour vous, le deuil est toujours triste, violent, cruel.

À cette époque, j'étais étudiant en médecine, externe. Un jour, je débarque dans le service de réanimation de l'hôpital Saint-Antoine pour les gardes. Il y avait un couloir qui séparait les chambres de droite et de gauche. Chacun des côtés était tenu par deux médecins, potes depuis toujours. Deux personnages costauds, gouailleurs, supersympas, disaient certains, pendant que d'autres les insultaient. Mais tous s'accordaient à dire combien ils étaient brillants.

Je vous ai déjà raconté la vie du bon docteur Hericord (voir *Histoires d'urgence*, t. 2), avec qui j'ai eu le bonheur de travailler pendant quinze ans aux urgences de l'hôpital Saint-Antoine. Le docteur Hericord a profité de sa retraite pendant un mois. Le temps de son agonie. Il est venu mourir dans ce même service de réanimation où il avait travaillé. Il est mort dans une des chambres où il a sauvé tant et tant de malades. C'est intéressant de voir que les médecins reviennent souvent mourir dans l'hôpital où ils ont travaillé, ce qui n'est jamais facile pour ceux qui continuent d'y travailler. Soigner un ami et assister à sa mort tout en le soignant est quelque chose de très violent.

Ce n'est pas triste, un an après, de parler de lui. Bien au contraire, il ne me quitte pas, son empathie, son goût pour cette médecine clinique, d'écoute et sociale, est devenue mienne, même si cela me marginalise du monde médical, qui se croit moderne derrière les écrans d'ordinateur. Il faisait partie de ces médecins pour qui la médecine ne s'arrête pas à la retraite. Militant de la retraite pour les autres, mais pas pour lui ! Sorte de fusion avec le travail et la vie. D'ailleurs, la médecine n'est pas un métier d'économie ou cartésien, c'est un métier philosophique, d'art et d'application des sciences.

Bien sûr, travailler dans des conditions effroyables donne envie de tout plaquer. Surtout dans les métiers de la médecine et de la chirurgie, où on se tape les gardes jusqu'à soixante-dix heures par semaine… L'exercice intellectuel, le plaisir de soigner, d'aider les malades, ne s'arrête pas à l'âge de la retraite, sauf par la volonté du toubib ou à cause de son propre épuisement. Mais, dans la majorité des cas, les médecins brillants ne se voient pas arrêter, car ils ont toutes leurs facultés.

C'est ce qui arrive à celui qui occupait l'autre côté du couloir. Georges Offenstadt, mathématicien parlant le russe et parcourant le monde dans tous les sens, avec un caractère bien trempé et tellement fusionnel avec l'hôpital universitaire que de toucher à une pierre de l'hosto aurait pu lui déclencher des douleurs aux genoux. La réanimation médicale lui doit beaucoup, il en a même fait des bouquins énormes de richesse scientifique, reconnus internationalement. Il fait partie de ces hommes qui se battent entre l'ombre et la nuit de la vie. Ceux qu'on ne voit que dans des cas gravissimes.

Mais voilà, Georges est à la retraite... Pardon, il déteste cela car il n'a pas envie d'arrêter. Il a encore du travail, et du lourd : pour progresser contre les infections nosocomiales, contre la tarification à l'activité, contre la réforme Bachelot... Sûr qu'il a voté Sarkozy, nul n'est parfait, mais pas sûr qu'il recommence, vu l'état de dégradation des hôpitaux. Comme il est en pleine forme, volontaire, eh bien, il continue ! Vous direz qu'il doit prendre sa retraite, mais voilà, cet homme retraité a un cerveau de jeune, de créateur, d'inventeur... Il n'y a pas que les artistes qui doivent continuer : qui dira à Cavanna qu'il est temps d'arrêter d'écrire et de laisser sa place à un jeune ? En médecine, le débat est le même, et le grand Georges peut encore inventer et réfléchir pour sauver des vies.

Ces grands hommes, il y en a dans tous les hôpitaux, sont prêts à tout donner par empathie et altruisme, mais plus dans des conditions pareilles.

Une crise sans fin

27 octobre 2010

Deux ans après, Tenon existe toujours, mais que de fermetures et de regroupements ! Le combat des féministes a porté ses fruits, le centre d'avortement devrait rouvrir. Mais c'est la maternité de Saint-Antoine qui a été entièrement fermée.

Toute l'histoire de l'hôpital Tenon, situé sur l'une des collines à l'est de Paris, se résume à celle du service aux malades, mais la loi Bachelot le fait basculer dans une gestion d'hôpital-entreprise qui ne lui va pas. Les infirmières, les aides-soignants, les agents hospitaliers sont en grève depuis quinze jours. Quelques médecins ont lancé un appel pour les soutenir mais aucun d'entre eux ne fait grève, sans doute par peur de leur hiérarchie. Le personnel défend ses conditions de travail, ce qui implique les malades. Il manque 10 % d'infirmières dans cet hôpital ! Des années que le malaise grandit et que rien n'est fait, sinon fermer des lits et des services.

Allez travailler à Tenon, et vous n'en reviendrez pas. Les conditions de vie sont une sorte d'appel au divorce et à la garde alternée pour les infirmières, car la crèche n'est ouverte qu'un week-end sur deux. Sans parler des recommandations « de ne pas faire d'enfant » aux femmes embauchées faites par certains responsables de pôles. Appartenir au personnel de cet hôpital de l'AP-HP vous fera faire des économies, car certaines infirmières ne peuvent prendre leurs vacances ou récupérer leurs heures supplémentaires. De plus, avec ces maudits pôles le personnel change de poste régulièrement, ce qui casse toute relation avec les malades et empêche la moindre convivialité du soin.

L'hôpital-entreprise les fait tourner de spécialité en spécialité et démotive les équipes. Certaines racontent que, lorsque leur relève ne vient pas, elles restent « des heures en plus pour les malades en attendant qu'une solution soit trouvée ». Mais, comme l'encadrement touche de coquettes primes si les économies sont atteintes, il est facile de comprendre pourquoi les lits ferment et le personnel n'est pas recruté.

Pourtant cet hôpital est dirigé par de brillantes personnalités. Le directeur, M. Gonin, connaît le monde des directions de l'AP-HP et du système de santé, mais il applique la loi et surtout un plan d'économie dévastateur récemment approuvé par les médecins. Ce directeur n'est rien à côté du chef de service de gynécologie, le doyen de la faculté de médecine Paris-IV, le professeur Uzan, troisième personnage le plus influent, car vice-président du directoire de l'AP-HP, membre du conseil de surveillance, de l'UMP et du mouvement « Le Chêne », qui regroupe les partisans de Michèle Alliot-Marie.

Alors, comment cet hôpital, avec des dirigeants si influents, aux réseaux si puissants, laisse-t-il le personnel dans une telle détresse ? Pourquoi, en dix ans, n'ont-ils pas su anticiper la crise du personnel ? Pourquoi n'arrivent-ils pas à recruter des infirmières alors qu'ils en forment dans cet établissement ? Pourquoi le service d'urgences de Tenon est-il l'un des plus catastrophiques de Paris par ses locaux, son accueil, avec des vigiles de boîtes privées, son manque de lits d'aval ? Que font ces dirigeants, par exemple, depuis le 9 juillet dernier, où un quatrième suicide parmi le personnel de Tenon alertait Jean-Marie Le Guen, adjoint au maire de Paris, qui demandait une enquête approfondie ? Les suites de ces drames font le même bruit que les tombes.

Les infirmières craquent et tout le monde s'en fout : « Régulièrement les infirmières des boîtes d'intérim viennent, mais il faut qu'on double leur travail, car elles ne connaissent ni le service ni l'hôpital. » Comme chaque fois, c'est le directeur qui est montré du doigt et pas les pouvoirs médicaux, pourtant influents, qui ne sont jamais remis en cause, même par la nouvelle directrice, venue de la direction des TGV et récemment nommée par Sarkozy.

Il y a quinze jours, le personnel a craqué, malgré de multiples signaux d'alerte. Les urgences ont fermé, entraînant une chute en domino des autres structures parisiennes. Dans *Le Parisien* du 9 octobre, des médecins ont hurlé. Mais ils ne font pas grève, ils font une commission, avec toujours les mêmes qui, depuis des années, accompagnent toutes les réformes. C'est un peu comme demander au chauffeur qui vient de provoquer l'accident de reprendre le volant.

En attendant, le projet de fermer tout ou partie des urgences de l'hôpital Tenon est en cours. Le jeu de massacre de l'offre de soins ne fait que commencer en Île-de-France, comme dans tout le pays.

Les vieux sauvages

8 décembre 2010

L'allongement de la durée de vie pose d'immenses questions. Dans cinq ans, le nombre des plus de 80 ans aura doublé !

Il est 5 heures du matin, mais sans le laitier de Dutronc ni les oies sauvages de Michel Delpech. Une femme attend : Monique, 88 ans et ses deux dernières dents pour faire un sourire sur ce visage creusé et soucieux. Le dentier prend son bain à côté de l'évier. Elle se tient dans ses 3 mètres carrés de cuisine, assise sur le tabouret des années 1970, ses deux mains tenant sa tête. Elle appelle toutes les nuits les médecins de garde, mais « jamais le même » n'est venu et son médecin a vieilli, comme elle et son mari, et ne se déplace plus. Alors, son inquiétude, ses angoisses et sa peur se retrouvent autour du dernier objet qui parle dans leur deux-pièces : le téléphone. Elle se débrouille avec pépère, comme elle nous raconte. Lui, il est loin d'elle et de nous, car il est dément et a une vie *a priori* rigolote parce qu'il se marre tout le temps en crachant des huîtres par douzaines : 100 ans, « pépère », et aucune dent malgré sa tête de bébé tout flétri. y a que le chat qui ait des dents, dans cet appartement.

Elle est heureuse de nous voir tous et explique son quotidien, lugubre, sordide, mais tellement plein d'amour et de tendresse. Deux aides ménagères passent de temps en temps, elle n'arrive pas à leur parler, car elles ne restent pas. Elle voudrait pouvoir raconter son passé, qui tourne en boucle, car le présent ne fait que passer entre ses oreilles, sans jamais rester. Dans les éclaircies des orages de ses pensées, Monique nous explique son calvaire. Seule la nuit avec pépère, qui hurle, qui pisse, qui chie, et elle qui ne peut rien faire. La maison de retraite ? Mais ils n'ont pas les moyens. Leur logement HLM est leur seul bien, leur vie, leur liberté, même si le seul qui semble encore avoir du plaisir, c'est le chat.

Je suis resté avec elle le temps que les braves pompiers descendent son pépère par l'escalier. Elle m'a pris la main, non pas que je sois un héros, mais elle aime parler et elle a peur. Le chat est venu se mettre en face de nous sur la table, assis sur le journal télé. Il semblait compatir aux malheurs humains. « Il faut qu'il revienne, car même s'il n'a plus sa connaissance, j'ai besoin de lui. » La famille ? « Non, ma fille est morte en 89 du sida, elle avait été transfusée et contaminée. » Quant aux frères et sœurs, tous ont arrêté leur cœur. « Voyez-vous, m'sieur l'docteur, j'ai enterré tout le monde, alors pas question que je vive sans lui. » Et, quand on lui a proposé de voir si une maison de retraite pourrait les prendre en charge, Monique a eu cette réponse : « Je suis pas vieille, et ici c'est chez moi. »

Dans le froid et le silence de Paris en hiver, aussi banal que la neige qui tombe, pépère est mort peu avant d'arriver à l'hôpital. On ne saura jamais ce qu'elle a fait lorsqu'elle a été prévenue. C'est le surlendemain que l'aide-soignante a retrouvé Monique allongée dans la cuisine, le chat toujours sur la table, les pattes croisées, peu inquiet de la situation. Ils ont dû finir au cimetière, côté indigents, mais ensemble.

À l'heure où la réforme des retraites est passée, il va falloir parler des Monique et des pépères des prochaines années. Ne croyez pas que Bachelot soit dans un placard. Elle va s'atteler à l'objectif le plus politique des temps actuels : la dépendance et le vieillissement. À travers cela, ils vont démanteler la Sécurité sociale et faire entrer les assureurs dans la dépendance. Arrêtez de rouler, jeunesse, votre vieillesse est dans de très mauvaises mains : la mobilisation contre la réforme des retraites n'a été que le début du combat.

Un futur simple

15 décembre 2010

Depuis Montesquieu et sa théorie des climats, les êtres humains ne cessent de s'étonner du jour qui se lève, de la nuit qui tombe et des saisons.

Qui aurait pu croire à ce fait divers il y a un siècle, un an, un mois : il va neiger à Paris le 8 décembre 2010 ! Énorme, non ? Météo France a fait son travail et l'alerte est donnée. Mais le peuple, tel un banc de poissons devant le filet, regarde la météo sans bien saisir ce qui va se passer. Comment est-ce possible, à l'époque des ordinateurs, des i-amis de Facebook et autre i-n'importe quoi ? Comment la neige et l'instabilité vont-ils redevenir la loi en deux heures ? Dans ces vies modernes où le hasard et les aléas ne devraient pas exister, un phénomène climatique paralyse tout, comme si le peuple s'était tant éloigné de la nature qu'il ne la voit plus.

En ce début d'après-midi, l'Île-de-France s'agite comme d'habitude, mais la neige tombe de plus en plus… et les Parisiens avec. Jeunes et vieux, tout le monde choit. La chaussure à la mode ou la pompe usée, la botte étroite ou le talon aiguille, rien ne résiste aux petits flocons. Les femmes et les hommes tombent comme eux. Tous ces petits drames finissent par faire boule de neige aux centres d'appels des pompiers et du Samu. Le craquement des os jeunes ou vieux rompt le silence du beau manteau blanc. Parfois le sang casse la monotonie, comme pour ce jeune cycliste sans casque qui a frappé le poteau avec sa tête. Mais il n'était pas le seul, tous les deux-roues ont joué aux patineurs de haute voltige.

La voirie et autres services publics ont fait ce qu'ils devaient et ce qu'ils pouvaient, compte tenu des restrictions budgétaires décidées par le gouvernement. Et, au lieu d'attendre, le Parisien fonce sous la neige qu'il ne connaît plus. Nous, dans notre ambulance du Samu, on a bien essayé d'aller vite pour un jeune qui avait chuté et avait une luxation d'épaule, mais on avait l'air un peu con avec le pin-pon et les gyrophares en roulant à 10 à l'heure. En arrivant à Montparnasse, la scène était surréaliste avec tous ces bus en travers des rues, arrêtés comme une avalanche.

Plus loin, une admirable et téméraire Parisienne est sur son scooter. Son petit casque en bol à la visière en plastique rabattue, ses talons aiguilles en stabilisateurs, et hop ! La voilà qui prend la descente de la montagne Sainte-Geneviève. Son deux-roues est parti telle une luge en rut. C'est là qu'elle a dû regretter. La visière lui a sectionné la moitié du visage, sans compter son épaule fracturée. L'épaule guérira, mais la cicatrice du visage se verra pour longtemps, comme les traces d'un skieur sur une belle colline enneigée. Doucement, Paris sombre dans un KO blanc et silencieux. Les politiques se réveillent pour accuser les services publics !

Et la neige tombe, et les embouteillages monstres commencent, y compris aux urgences où, bien entendu, les moyens ne suffisent pas à recevoir tous ces gens blessés. Les médecins et personnels submergés font ce qu'ils peuvent et les malades sont transférés dans les cliniques privées, car il n'y a plus du tout de place dans le public. Plus de lits nulle part, plus assez de médecins, et la situation va continuer comme cela pendant quarante-huit heures.

Car les deux jours suivants, le verglas a pris la suite, entraînant des délais d'intervention pour les pompiers allant jusqu'à la demi-heure. C'est ainsi que la neige, phénomène banal, aussi vieux que le monde, devient une découverte pour l'homme moderne.

Et nos dirigeants politiques ? Ben, toujours sur leur planète, avec un ministre de l'Intérieur qui jure que tout va bien et un Premier ministre qui accuse les personnels et autres services de ne pas avoir travaillé... Sans compter Kosciusko-Morizet qui, du lointain Cancún avec un soleil radieux et des palmiers, donnait des conseils totalement risibles et ridicules. À l'instar du ministre de la Santé Mattei en 2003 et son polo, comme pour se moquer du drame.

Un bon conseil : ne comptez que sur vous, vos chaussures et vos vêtements pour vaincre l'hiver. Tombez sur le cul, c'est votre tissu graisseux qui amortit. Un bon bâton ou une canne sont la meilleure des assurances.

Il est mort, le divin enfant

22 décembre 2010

Je me souviens de la réanimation de cet homme, car après deux heures il s'est mis à respirer et ça nous a fait peur. Il s'est éteint deux autres heures après.

Je ne m'appelle pas. Je suis, et c'est déjà ça... J'ai 62 ans de vie de courant d'air. Adopté, rejeté, puis placé en foyer, j'ai jamais rien compris, jamais rien construit, sauf de l'ennui, par habitude. Le service militaire, je l'ai passé en six mois comme malade dans un service de psychiatrie avant d'être réformé. J'aurais tant aimé être soldat ou pompier. Je n'ai alors pas trouvé de travail, j'erre tel un fantôme depuis quarante ans. Je n'ai su ni lire ni écrire. Une assistante sociale, une fois, m'a appris à dessiner mon nom et prénom.

Depuis des années, je suis « Le fou du cinquième » de cet immeuble social d'une arrière-cour en béton d'un quartier riche de Paris. J'ai un studio de 10 mètres carrés avec un lit et un vieil évier. J'ai gardé tout ce que je ramassais dans les poubelles et les rues. J'ai tout entassé chez moi, d'où l'odeur ! La seule étagère est réservée aux photos de mes copains : Nicolas Sarkozy, que j'ai entouré de plastique, Claude François, que j'ai entouré de plumes de pigeon, et Coluche, que j'ai encadré de carton et de capsules de bière. Plusieurs fois, les services sociaux, la police, les agents des HLM ont voulu m'enfermer, quand j'étais bourré ou pas, mais, comme il n'y avait jamais de place, ils m'ont laissé. J'ai toujours refusé les médicaments et je vivais de la manche pour acheter la mousse et les cigarettes.

Oh, ça fait deux ans que je ne me suis pas rasé et je fais peur à tout le monde dans l'immeuble, ce qui me permet d'exister un peu. J'ai vu la neige tomber l'autre jour. Alors j'ai laissé ma fenêtre ouverte pour regarder tout changer. Je n'ai pas de chauffage, alors je me suis endormi. Tout simplement.

C'est au bout de deux jours que la concierge a alerté les pompiers. Me voilà allongé dans le petit couloir, à poil. Je sens bien qu'ils essayent de me réanimer en appuyant sur mon thorax et avec leurs machines. J'ai très froid et mon cœur est arrêté. Le docteur du Samu est là... Je l'ai déjà vu, il avait gueulé lorsqu'il y avait la canicule, et là, je le vois parce que j'ai froid. Ils font tout pour me réanimer depuis deux heures. Cela me réchauffe de le voir, bien que je ne fasse plus que 22 °C.

Délicatement, je suis posé dans une coquille pour descendre ce maudit escalier. Moi, le gueux, porté par trois pompiers, deux policiers, entouré par deux jolies infirmières et un médecin : un peu comme si la Nation faisait une procession. Dommage qu'il ait fallu attendre que je sois surgelé.

Ils m'ont mis dans l'ambulance du Samu avec une escorte de motards comme les gens importants. Pour moi, tel un roi, ils ont roulé doucement en bloquant la circulation avec sirène et gyrophares. Oh, pour sûr que je les entends dire qu'avec une telle hypothermie j'ai aucune chance, mais le médecin veut aller jusqu'au bout.

Arrivé à l'hôpital, ils m'ont mis un cœur artificiel avec des médecins spécialistes très sérieux. Moi qui ne valais rien, je suis tout à leurs yeux. Paraît qu'ils ont jamais vu un organisme aussi froid, et mon cœur ne bat plus, mais tout fonctionne encore tout doucement. Je suis devenu un cas médical avant ma mort, après avoir été un cas social toute ma vie. C'est pas que cela me dérange qu'ils fassent des tas de trucs avec mon corps pour espérer que je revive, mais c'est surtout que je me demande si je dois continuer.

Certains diront comme les voisins du dessous que je suis inutile, car je n'ai été qu'une gêne. J'aurais aimé avoir un travail, même simple, mais y a plus de boulot pour des gars comme moi. D'autres diront que j'ai choisi ma vie, comme si la faillite était voulue et le désespoir un moyen. Je voulais juste du travail et écouter Claude François.

Paraît que tous mes organes sont en train de s'arrêter. Ils ont fait de mon agonie peu célèbre mon jour de gloire et j'ai peut-être servi à quelque chose pour un autre. Je sais bien que je n'ai pas compris ce qui s'est passé depuis ma naissance, mais l'exclusion commence par le regard et le silence des autres. Le silence m'envahit… Rien de changé, en quelque sorte.

Le moment est venu, un jeune médecin arrête toutes les machines. Me voici à la mort. Personne ne va me pleurer. Je vais aller au cimetière des indigents avec les autres poussières des misères. Ne croyez pas qu'une vie est inutile, mais une société qui s'empresse d'exclure, de haïr et de rejeter est une société qui se meurt et qui finira aussi à la fosse commune de l'indigence. Réagissez avant d'être froid !

• Cet article est dédié à Julien, un SDF qu'on a essayé de réanimer et qui est mort le 14 décembre 2010…

Violence un jour, violence toujours

29 décembre 2010

Le temps passe et mes colères contre la violence ne cessent pas. J'ai aimé le discours de François Hollande au Bourget, disant aux mafias de la finance et aux caïds de banlieue : « La république vous rattrapera. »

Ce n'est ni violent ni sécuritaire comme la droite, c'est la force à la loi et au peuple.

Les agressions physiques ont augmenté de 26 % dans les hôpitaux parisiens, selon l'Assistance publique-Hôpitaux de Paris. Tout le monde est contre les violences, bien entendu, même ceux qui les commettent. Ce n'est pas une première : dans les années 1980, les urgences de l'hôpital Boucicaut, aujourd'hui fermé, étaient régulièrement attaquées par les hooligans du PSG. En 1998, un policier avait été abattu par un fou qui lui avait pris son arme aux urgences de Bicêtre. Plus récemment, en 2004, une infirmière et une aide-soignante ont été égorgées par un fou à l'hôpital de Pau, etc.

Pas une semaine sans une agression physique ou verbale. Les services d'urgences ont été regroupés, fermés, parfois réorganisés, pendant que la demande augmentait : de 8 millions d'entrées en 1988, nous en sommes à 17 millions par an. La structure, elle, a diminué les moyens, les sites devenant des goulots d'étranglement de toutes les souffrances et douleurs. Malheureusement, dans la pensée des responsables administratifs comme médicaux, c'est l'usager le coupable : vous osez gueuler parce que votre parent attend plus de dix heures dans un service intitulé « urgences » ! C'est comme si vous alliez dans un resto et que votre commande du midi arrive au souper…

Alors la fausse solution a été généralisée : vous venez aux urgences pour voir des médecins, infirmières, psychologues, psychiatres, obtenir un diagnostic et une prise en charge de votre souffrance, et les responsables vous mettent des vigiles ! Souffrir en silence et surtout ne pas se plaindre, sinon les tontons macoutes et autres gros bras qui ont raté leurs examens pour devenir paras arrivent et jouent les videurs. C'est ainsi que les urgences de Montreuil ont vu partir la quasi-totalité de leurs médecins et responsables. Le personnel restant, vaillant comme les héros des batailles perdues d'avance, fait face à toutes les détresses, au milieu de cités où drogues et chômage sont synonymes de dépendances médico-psychologiques et de misère. Pareil dans toutes les grandes villes, partout… Sans moyens, sans réorganisation profonde des services d'urgences, la bataille est perdue, car seuls ces services sont aux avant-postes dans les tranchées de la guerre sociale et économique qui a éclaté et qu'aucun économiste n'est en mesure de résoudre, sinon dans de délicieux dîners en ville.

Et les malades ? Ils sont encore bien patients, comprenant que les personnels du service public sont débordés, s'excusant parfois de devoir protester pour des fautes. De la douleur abdominale qui attend des heures à cet homme qui, le 18 décembre, aux urgences de Mondor à Créteil, a fini, à bout de patience et pour signaler sa présence, par mettre le feu à un chariot de soins. Bien entendu, c'est une folie, surtout avec de l'oxygène à quelques mètres, mais comprendre sa rage ne veut pas dire l'accepter. Allez voir les services d'urgences pédiatriques en cette période d'infection, et vous allez voir que nous sommes au niveau des pays pauvres !

Alors ce sont les personnels qui s'en prennent plein la gueule : de l'insulte aux menaces de procès et à la dégradation du matériel... La bascule a eu lieu au début de la crise, en 2009. L'atmosphère a viré à la paranoïa. La mentalité de service public s'est couchée avec l'arrivée des pôles, des économies budgétaires, de cet « hôpital-entreprise » voulu par Bachelot.

Et cette violence faite au personnel vient aussi des pouvoirs publics : les heures supplémentaires qui ne sont plus payées, les effectifs en surcharge de travail, des médecins qui partent dans le privé, le matériel défectueux, le manque de lits, des budgets tellement compressés que les chirurgiens de l'hôpital de Corbeil menacent de faire une grève de la faim car ils ne peuvent plus opérer comme ils veulent... L'hôpital est devenu une machine sous pression prête à sauter. Nous n'allons pas vers la crise : **ON Y EST.**

Bulletin de santé

5 janvier 2011

La France va mal, et elle n'est pas la seule ; depuis 2011, tout s'est aggravé. Pour la première fois, l'espérance de vie baisse aux États-Unis et en Allemagne en 2011.

Comme chaque année, Charb me demande de vous fournir le bulletin de santé de la France. À l'interrogatoire, cette patiente est triste d'apparence : le nez de la Bretagne sombre dans l'Aquitaine, et les pays côtiers sont austères, les montagnes flétries et les rues désenchantées. La tristesse est aussi dans ses propos : la péjoration d'elle-même, avec des obsessions idéatives, comme « libéralisme » ou « économie », semble l'angoisser, d'autant qu'elle n'a jamais eu autant de pauvres et de chômeurs. Elle n'a toujours pas fait son deuil des relations charnelles avec un grand Charles et un romanesque François.

Elle rumine son passé par son hémisphère gauche en évoquant 1936 et le Front populaire ou le 10 mai 1981. Sur le lobe droit, l'appel d'un homme à Londres semble agir comme un starter en cas de mélancolie. La patiente reparle de son viol et de sa séquestration de 1940 à 1944, ce qui explique ses troubles du sommeil et relationnels avec les pays étrangers. Elle est très paranoïaque sur les étrangers, ce qui est nouveau. Pourtant ses larmes font monter les fleuves, effondrer les remparts à l'évocation de 2002 et de 2007. Se manifeste alors une hyperexcitation avec des mouvements brusques, de la vulgarité, des insultes, qui nous ont fait rechercher et éliminer une pathologie neurologique frontale. Peut-être cette lésion est-elle trop petite pour être visible. Globalement, la France n'a aucun projet, mais il suffit de peu pour lui redonner l'envie de créer. Il lui faut se reconstruire sur les valeurs qu'elle a aimées : l'humanisme, la laïcité, le bien commun... Elle doit retrouver son indignation, comme le souligne si bien Stéphane Hessel.

Sa sexualité est débridée, peu fidèle, d'où une fécondité hyperactive devenue la meilleure d'Europe : la France baise ! Ce qui masque la désespérance.

Sa vue a bien baissé. De près, elle n'arrive plus à lire les textes qu'elle a elle-même écrits : Déclaration universelle des droits de l'homme, textes du Conseil national de la Résistance... De loin, son acuité est faible et elle ne voit pas la mainmise des usuriers et autres économistes, qui ont fait d'elle une femme à fric qu'ils pillent sans vergogne. La France a un bon odorat et l'audition est correcte, mais elle ne comprend pas forcément en raison de sa dépression.

Côté alimentaire, elle bouffe très bien grâce à sa gastronomie... Elle calme ses angoisses avec l'alimentaire et l'alcool. La France picole ! Son foie résiste mais les gamma GT sont élevés. Entre prendre des médicaments et boire un petit coup de temps en temps, elle a préféré Bacchus, ce que nous pouvons comprendre. Mais nous lui avons interdit de continuer la cocaïne.

Son tube digestif roule comme une autoroute ! Le bol alimentaire, sitôt ingéré, est digéré et évacué. La France fait de belles selles. Ce fut le critère de bonne santé des rois et c'est la valeur de sa classe politique actuelle, qui ne vit que dans les bas-fonds de son tube digestif. D'où des hémorroïdes et des flatulences épouvantables, mais le traitement est en cours.

Il y a une discrète hypertension artérielle, avec des malaises et maux de tête, comme à l'automne. Son cœur est généreux, la fréquence est lente, mais le rythme est bon, même à l'effort. La contraction cardiaque est bonne, avec du sang bien oxygéné, de qualité, mais qui ne circule pas toujours très bien en raison de la mauvaise graisse qui lui prend son énergie, ses richesses et appauvrit des secteurs entiers. Mais elle a compris et va lutter contre cela dans les deux ans.

Ses poumons sont corrects, même si elle fume toujours et augmente sa consommation de cannabis, qu'elle utilise pour se calmer. En revanche, l'air qu'elle respire est pollué. À noter, des foyers de tuberculose dans les zones de misère.

Bilan : la France a une très petite forme. Elle devrait changer de fréquentations, voir l'assistante sociale et le psychiatre plus souvent, développer ses activités culturelles et ses relations amicales, et mieux s'occuper de ses enfants. Mais, en l'état actuel des connaissances, il est impossible de dire si elle n'est pas atteinte d'un mal vicieux et pervers : la connerie, tout simplement. Je la reverrai tous les jours, il le faut !

Bonne année, mes amis lecteurs !

BANG ! BANG !

11 janvier 2011

L'enjeu de l'après-Médiator est l'indépendance intellectuelle et morale des professionnels de santé. J'ai retrouvé un livre d'un docteur Danel qui disait qu'en trente ans le respect des médecins s'était perdu, que leur honorabilité avait disparu. Il a écrit ça en 1914 !

Le scandale sanitaire est plus profond qu'il n'y paraît. Attention à la guerre qui se cache derrière cette histoire. Guerre économique monstrueuse, car l'industrie pharmaceutique est la première économie au monde devant l'automobile. Et les multinationales verraient bien la fin du dernier laboratoire français d'envergure. Cela ne veut pas dire qu'il faut être complaisant avec les dirigeants de Servier, dont certains sont dans le commandement de l'UMP. Derrière ce nom, il y a des milliers d'emplois de gens compétents, mais qui appliquent des règles dangereuses.

Alors, qu'est-ce qui ne va pas ? L'argent pervertit tout dans la santé ! Reprenons depuis le début : étudiant en médecine, il vous faut beaucoup d'argent, et vous ne gagnez presque rien pendant sept ans. Le matin, en stage, l'après-midi en cours, la nuit, parfois de garde, et voilà le visiteur médical qui arrive : sympa ! Souvent, il offre le petit déjeuner ou un pot. Les labos font aussi des bouquins, souvent écrits par des personnalités médicales éminentes, contre rémunération. Et les livres sont donnés. Qui peut être contre ? Personne ! Parfait pour les étudiants, mais doucement le lien se fait. Et ça continue. Lorsqu'ils préparent leur dernier examen, des concours blancs sont organisés par des labos. Ainsi, ils remplacent la fac !

Ensuite, les étudiants deviennent internes. Sans trop d'argent, ils ne sont pas peu fiers d'être invités à des symposiums où interviennent des professeurs compétents, à des congrès médicaux et autres formations, mais tous frais payés. Du voyage à l'hôtel, les jeunes touchent à un début de notabilité. Après tout, tout le monde l'a fait ! Évidemment, ils ne sont pas tous comme cela, mais on ne s'aperçoit pas forcément qu'on a le stétho offert par le labo X, la lampe de poche par le labo Y, l'otoscope par le labo Z… et, sans qu'ils le voient, leur blouse devient comme un écran de pub derrière un sportif en conférence de presse. Il est impossible de leur en vouloir, car les habitudes sont là. En fait, c'est plus un cycle initiatique impossible à critiquer, et d'où sont bannis les médecins qui le remettent en cause.

Puis le médecin rentre dans la vie professionnelle. Si vous êtes un homme, les visiteuses médicales arrivent. À l'hôpital, j'en ai connu plus d'une qui a payé des bouteilles de vin et des repas raffinés pour des salles de garde au sexisme affirmé et aux habitudes de bizutage. Le message passe doucement : le labo est gentil. Avec la féminisation de la profession, les visiteurs médicaux sont arrivés. Beaux gosses, au ventre plat, tous très sympas, invitant à des déjeuners, proposant des études rémunérées… Il est difficile d'en vouloir aux gens qui appliquent un système et qui en vivent depuis toujours. C'est là où le politique est fautif. Même si, après le scandale du sang contaminé, les liens entre labos pharmaceutiques et médecins ont été un peu plus contrôlés, il aurait fallu aller plus loin.

Enfin, si l'étudiant devient professeur de médecine, il est vu comme un diamant par les labos. J'en connais plus d'un, certains sont des amis. Ultracompétents grâce au service public, ils brillent dans des colloques, tous frais payés par les labos, et gagnent beaucoup avec les recherches.

Dans cette liste non exhaustive, il y a encore les sociétés dites savantes qui organisent des congrès avec les labos et se mettent dans des étals comme pour le marché de Noël ou le Salon de l'agriculture. Les médecins qui y interviennent sont payés par les labos et repartent avec quelques milliers d'euros en poche. Tout le système est touché. Tout le monde n'est pas comme cela, mais les adeptes de la revue *Prescrire* ou des formations indépendantes ou liées aux facultés sont très rares.

Il est urgent d'aider la médecine à ouvrir son élite, réformer les liens entre universitaires, hôpitaux et industrie. Il faut rendre la médecine transparente afin qu'elle redevienne universelle et cesse d'être au service de certains ego et comptes en banque.

Une cheville à l'Opéra

12 janvier 2011

Mitterrand a fait la BNF. Merveilleux lieu d'étude et de travail. Qu'est-ce que la gauche sinon la culture et la Sécurité sociale ? En temps de crise, investir dans la culture pour tous et partout équivaut à l'or de l'avenir.

1993, hier donc, j'étais interne aux urgences de l'hôpital Saint-Antoine. Il se faisait tard, et, à cette époque, il n'y avait aucun médecin senior, mais à l'ombre des amis le travail n'est jamais difficile. Nous étions quatre internes seuls aux urgences, mais ça n'était pas le KO d'aujourd'hui, car il y avait plus de structures d'urgences, l'organisation avec la médecine de ville et les dispensaires était plus performante et la misère moins importante.

Après mes quatorze heures de boulot et le rituel de l'apéro dans le bureau du chef, j'allais quitter enfin le service en remontant sur ma vieille pétoire, une Suzuk'125. Mais, à l'accueil, j'entendis des cris. Deux bonshommes très petits, précieux et bien habillés, vociféraient et gesticulaient. On aurait dit deux cockers aux abois. En début et fin de phrase, ils prononçaient le mot « opéra » avec une voix gutturale et appuyée dans les basses. L'Opéra de la Bastille, dit Mitterrand, connaissait des débuts compliqués et le troupeau des hyènes journalistiques le fusillait, car il était convenu de tout détruire de la gauche en ce régime de cohabitation. Les braves pompiers arrivèrent alors avec une grande et belle femme en pleurs sur le brancard. Moi, à l'époque, j'étais déjà à tenter de traduire les paroles de Springsteen et de faire le con avec l'accordéon dans mon garage avec des potes aujourd'hui devenu grands. L'Opéra, je ne connaissais pas et je n'y avais jamais foutu mes bottes.

Mais les deux élégants, me voyant passer, m'ont comme plaqué au mur ! « Vite, on vous dit, c'est la cata, le spectacle… Oh là là ! Opéra ! Oh là là ! » Bon, je finis par traduire le langage stressé de ces deux responsables : la grande cantatrice s'était vautrée en descendant d'un des plateaux qui constituait la scène de l'Opéra de la Bastille, dit « populaire » par François Mitterrand. Ben oui, le père François voulait des opéras, des bibliothèques, de la culture, et aujourd'hui le locataire de l'Élysée se fait des week-ends au Maroc et construire un avion…

Mais revenons à Carmen, car c'était elle ! Ce spectacle était un peu la dernière chance de cet Opéra qui sentait proche le moment de se voir transformé en supermarché. La pression sur les artistes était à son comble et voilà que la cheville laisse tomber Carmen ! L'enjeu nous a intéressés et changeait des habitudes. On a fait la radio bien vite. Une simple entorse, mais aux conséquences redoutables, et le risque pour toute une troupe de ne pas jouer.

En annonçant qu'il n'y avait pas de fracture, les deux gars ont failli faire des petits, mais la cantatrice n'était pas rassurée, car la douleur était bien forte. À l'époque, nous faisions des strappings (contentions de la cheville avec des bandes), mais il fallait les changer toutes les six heures pour qu'ils soient efficaces. Mon bon ami et chef de service trouva la solution et me dépêcha sur place tout en hurlant les airs si connus de cet opéra. Et il chantait très mal. Pour la première fois de ma vie, j'allais m'occuper de la cheville de Carmen. Excusez du peu ! Je n'en étais pas peu fier : l'Assistance publique-Hôpitaux de Paris envoie son Gavroche s'occuper de Carmen, la soliste de cet opéra populaire ! Quel pied !

D'emblée, je découvris un univers de beauté et de travail. Tous ces artistes, le lieu voulu par Mitterrand, les costumes, les musiciens extraordinaires, le chef d'orchestre incroyable... Je n'ai jamais revu autant de monde autour d'un de mes pansements. Le lendemain, j'étais affublé du titre de médecin de Carmen ! Puis, le jour suivant, pour la couturière, devenue un enjeu politique et de polémique, je me trouvais être seul dans la salle à découvrir Carmen. La cheville a tenu et le spectacle a été un succès. Les deux bonshommes m'ont remercié et sont partis tout excités. Lorsque la chanteuse m'a demandé ce qu'elle me devait, j'ai répondu « rien », car elle venait de me faire découvrir un univers magique qui valait plus que tout.

Mon Mitterrand à moi, c'est l'importance de la culture sous toutes ses formes, de l'Opéra de la Bastille à la BNF...

Aujourd'hui en France

26 janvier 2011

Depuis cette chronique, rien n'a changé aux urgences de Creil, et encore moins pour le chômage. Et comme tous les malheurs finissent aux urgences... En 1988 il y avait 7 millions de passages par an, et en 2011 nous en serons à 17 millions.

Il était un soir, juste après le coucher du soleil, un sieur ami, venu me chercher avec son automobile pour aller à Creil. J'ignorais qu'il m'emmenait dans un autre temps. Celui de la France d'aujourd'hui, d'une technostructure que rien n'arrête. L'histoire est simple, la loi « Hôpital, patients, santé et territoires » se met en place. Cette loi a enlevé les élus des conseils d'administration et les directeurs des agences régionales de santé deviennent de véritables préfets sanitaires, sans aucun compte à rendre à ces élus. C'est un déni de démocratie. Les directeurs d'hôpital, moyennant de coquettes primes, ont des objectifs financiers à tenir, et ce quels qu'en soient les conséquences pour la population.

Traversant forêts et bois, l'arrivée dans la ville de Creil est semblable à beaucoup d'autres en France : des centres commerciaux, mais après, dans les rues, plus rien. Malgré de grandes cités, pas de cafés, pas de magasins, le tour de l'hôpital est triste. Avec 50 % de chômeurs et, dans certains quartiers, plus de 60 %, tout est dit. La misère est là. Toutes les usines ont fermé, même si, à chaque fois, le gouvernement jurait que non et que les journaux de 20 heures en faisaient des dossiers que tout le monde a aujourd'hui oubliés, sauf les habitants de Creil et des alentours. Usines Chausson, ArcelorMittal, Vieille Montagne... toutes ces grandes boîtes sont parties. Reste les gens et la ville. Toutes les nationalités, toutes les couleurs, tous les âges, ils sont venus ce soir devant l'hôpital pour demander au directeur de ne pas le casser, de ne pas regrouper en fermant des établissements et des services à Senlis, Beauvais et Creil.

Devant l'hôpital, c'est une scène à la Gérard Mordillat dans *Les Vivants et les Morts*, les gens regardent les vigiles envoyés par la direction qui bloquent l'entrée. Le directeur refuse de rencontrer les élus venus en nombre avec les partis, les associations, les syndicats. Les médecins des urgences sont là pour expliquer qu'il y a au moins vingt malades en attente de lit et qu'ils n'y arrivent plus. Alors l'hôpital a acheté des vieux lits pour les mettre dans les couloirs. Le docteur Pen en a fait une tribune dans *L'Humanité* du 14 janvier. Le directeur le menace d'un procès : c'est ça, la liberté de parole, aujourd'hui, dans les hôpitaux. Comme la situation est explosive, il faut pour les directeurs avant tout encadrer et empêcher l'expression et la contradiction. Le néolibéralisme n'aime pas l'histoire ni la démocratie.

Alors ils sont là avec Paul, le porte-parole de la coordination nationale de défense des hôpitaux, mais pas de rencontre, ni avec le directeur ni avec l'agence régionale de santé. Faut dire que le président de la République a nommé à la tête de l'agence régionale de santé Picardie un ancien directeur de la Générale de santé, ce grand consortium de cliniques privées lucratives. Mais n'ayons pas d'*a priori* sur ce directeur. Simplement une question : pourquoi, alors qu'il s'agit d'une région brisée par le chômage et toutes les formes de misère, les technocrates chargés de la santé ferment-ils les structures hospitalières qui sont en tête de la solidarité ?

Mais Paul n'en est pas là et parle des malades, des familles, de sa ville, de cette région, de l'absence de dialogue avec les élus du peuple, du problème des urgences, avec plus de 45 000 passages par an. Puis ce sont les médecins des urgences qui racontent : le manque de moyens, leurs cadences infernales, les fermetures de lits qui s'annoncent et la fermeture de la chirurgie viscérale, leur peur lorsqu'un détenu de la prison vient consulter… Une mère sort des urgences et me dit : « On nous a enlevé nos emplois, nos espérances, nos vies, ils veulent diminuer l'offre à l'hôpital, pourquoi ? Ils veulent nous faire mourir ? Dites-leur que la révolte est proche. » À l'heure où je finis ce papier, cinq jours après ma venue, aucune concertation n'a commencé et les élus sont furieux. Cela semble impossible à notre époque, mais les agences régionales de santé n'ont rien à foutre des représentants politiques et syndicaux. Un peu comme s'ils étaient devenus les châtelains des régions… Une autre époque, vous dis-je !

Pour quelques perles d'eau

2 février 2011

Ce n'est pas ma faute : si j'avais eu plus de talent, j'aurais fait des romans, des poèmes… tellement de ces choses inaccessibles.

J'en ai vu couler à créer un nouvel océan à l'eau plus claire et plus douce qu'aucune autre. Qu'elles tombent sur le visage tout juste sorti d'un ventre ou des pâles figures fripées par le temps, elles glissent en silence pendant que le corps hurle. De grosses gouttes ou des petits diamants, les larmes sont encore plus universelles que le sang. Il n'y a pas de groupes de larmes comme les groupes sanguins ; c'est de l'eau, avec un peu de sel… C'est tout simple de complexité, comme les peines. Les retenir n'est pas chose facile. Si elles décident de sortir prendre l'air, elles partent et montrent au monde le gouffre de la tristesse.

C'est le moment où plus rien ne peut arrêter le flot de larmes, feutré et calme. L'œil, piqué, rouge triste, se remplit comme un bocal à poissons. Elles quittent leur repaire au coin des yeux qui se voilent, et le visage déplié de tout masque prend celui du désarroi, sans voile, et aucun détail n'échappe à la goutte qui descend. Les plaies du cœur, de la conscience et de l'inconscience ont un chemin balisé, le même depuis la nuit des temps. La tristesse a son parcours. Comme si elle allait prévenir le cœur, elle descend le long de la joue, de cette bouille fracassée par le désespoir. Qui n'a pas pleuré ne sait pas ce que sont la vie et la valeur des choses. Mais quel est le con qui a dit que « Le fort est celui qui ne pleure pas » ? Ce sont le psychopathe, le fou, le méchant qui ne pleurent jamais. La force, c'est de laisser couler la tristesse de ses diamants éternels.

Certaines sont rusées, passent par des tunnels secrets et atterrissent dans le nez, pour en sortir avec la morve. Celles qui tombent du visage ne font pas de taches. Leur transparence ne laisse aucune trace, comme si la tristesse voulait passer inaperçue.

Comme vous, je les ai vues couler sur moi et sur les autres, de tous les âges et tous les visages. Des chevaliers à la triste figure aux princesses terrorisées, des enfants aux douleurs insoutenables, des figures des proches lorsque les mains qu'ils tiennent vacillent en échappant à la vie, ou des vieillards sombrant dans la dépression en pensant aux jours heureux… Tous ont les mêmes larmes. C'est le départ de la fracture sentimentale. Que le deuil commence ! L'autre est parti dans sa mort et celui qui reste agonise déjà dans le désespoir, noyé dans le fleuve des sanglots.

Mais les larmes sont contagieuses et, devant l'effroi, elles s'invitent sur le visage des soignants ou des gens qui regardent. Le rire se communique et les larmes sont contagieuses. Pleurer ! Quelle que soit la couleur de peau, les souffrances sont pareilles. Quelle que soit la maladie, la cause, les larmes sont les mêmes sur tous les visages. Nous avons tous pleuré devant cette mère anéantie d'avoir vu son enfant écrasé par un camion. Les cris se mêlent aux gémissements pendant que les gouttes coulent à flots et que les sanglots sortent à gros bouillons.

Sur mon épaule, cette vieille femme asiatique pleure les mêmes larmes que d'autres, car son mari est mort en allant chercher le pain. Pourtant, tout allait bien… Tout va toujours bien avant que les larmes donnent l'alarme… Et je pleure avec elle devant sa vie qui vient de changer, comme un croc-en-jambe de son destin. Elle s'abandonne au désespoir dans une violence inouïe. Et le cœur saigne de ce sang clair le long du visage, comme pour envoyer des signaux de détresse. Même en ne parlant pas la langue, je comprends la situation. La douleur est une triste langue universelle.

Nous sommes tous étrangers aux détresses des autres, mais la compassion va jusqu'à nous tirer les larmes. Pas simple pour les soignants lorsque le malade qu'ils suivent depuis des années pour un cancer meurt. Même si on nous apprend à ne pas pleurer, à nous protéger, le transfert ou la remémoration de nos tristesses anciennes nous font pleurer, et, paradoxalement, plus je vieillis, moins je m'y fais.

Mais où vont tous ces flots de larmes, vers quel océan ? C'est alors que Charb et Luz m'ont emmené boire un coup…

Bonne année, bonne santé

9 février 2011

L'écoute du dernier et très agréable album de Philippe Katerine m'a inspiré cette chronique.

Mais quelle insignifiance ou hypocrisie, ce rite de la « bonne année » ! Et quel mensonge : nous savons combien commencent l'année nouvelle. Mais combien la finiront ? Humour noir pour blouses blanches, certes, mais la réalité dépasse parfois la fiction. Les nuits de réveillon, contrairement à la légende urbaine, ne sont pas plus violentes que les vendredis et samedis soir. Elles restent très familiales, et donc l'alcool est très autosurveillé, des fois que grand-mère ne veuille plus donner d'argent au gendre ou au petit-fils qui, ivre mort, aurait vomi sur le vieux tapis... Mais la circonstance invite tout le monde à des festivités bien compréhensibles dans ce monde de brutes.

Pour le jour de l'an, les touristes viennent à Paris. Il n'y a pas beaucoup d'endroits à Paris pour faire la fête, alors, de la place Clichy à la place Pigalle, les humeurs joyeuses et festives en même temps que les fantasmes les plus torrides se croisent. Une mère et ses deux filles sont venues du Danemark pour cette nuit de fête. Première fois qu'elles venaient en France. Après le resto typique, les bisous et la bonne santé, elles ont bu du vin en quantité pour que les globules baignent dans le rouge, mais pas trop. Elles sont si heureuses, la nouvelle année commence si bien, *Paris by night*... Une demi-heure après elles traversent la rue non loin du Moulin-Rouge, le sourire aux lèvres, se tenant par la main. Des individus à bord d'une voiture remontant à fond sur la voie de bus les ont percutées sur leur côté droit – ce qui me laisse à penser qu'ils l'ont fait délibérément... d'ailleurs, le freinage était bien tardif. La maman n'a pas lâché la main de sa fille. La voiture a heurté sa tête, ses genoux, son bassin, son thorax... Les vaillants conducteurs se sont enfuis en courant.

Très vite, les secours sont arrivés. Sur les trottoirs, les gens sont devenus des badauds, puis des voyeurs. Une foule compacte de visages sordides, les yeux grands ouverts et portables en avant. Les pompiers ont tendu des draps. Tout se passe si vite, soigner la blessée, parler avec ses filles, qui, d'une minute à l'autre, sont passées du bonheur à la terreur. Mais la foule s'en fiche et veut voir la mort se battre avec nous. Effet de groupe : les Blancs sont d'un côté, les Noirs de l'autre, des femmes derrière, et les plus jeunes, devant, commencent à nous provoquer et à nous insulter.

Un type un peu ivre décide de voir de plus près et commence à se chicaner avec des policiers. Les CRS arrivent... Alors, je hurle pour qu'ils partent : « Laissez-nous travailler ! » Les femmes partent, les anciens aussi... Et les jeunes s'excitent. La tension est palpable, un peu comme lorsque les chacals arrivent autour de leur proie. Faut voir le sang et la mort.

C'est alors que nous avons commencé à recevoir des projectiles. Des bouteilles, des boîtes en fer... L'une va s'écraser sur notre camion, juste après que nous y avons posé le brancard avec la blessée. Nous partons et l'émeute commence. Mais pour quelle raison ? Qu'est-ce que cette foule attendait ?

Les deux filles de la blessée étaient là, avec nous et leur mère agonisante protégée par des policiers. L'une d'elles tenait la main de sa mère. Elles sont sidérées par la douleur. Arrivés à l'hôpital de l'Assistance publique, toute une équipe de médecins, de chirurgiens, d'infirmières nous attend, sans compter le personnel, prêt à tout pour la sauver. Tout est fait très vite et avec une compétence sans faille, une sorte d'orchestre qui se met à jouer une partition difficile et sans fausse note.

Nous avons attendu un long moment. Tout le monde portait un peu la peine des deux filles. Plus tard dans la nuit, les chauffards ont été arrêtés. Elle s'est aussi arrêtée, mais pour l'éternité. Elle est morte malgré l'opération en extrême urgence. Un beau gâchis (sic).

Alors, comme pourrait chanter Philippe Katerine : bonne année et bonne santé... mon cul !

C'était mieux avant ?

16 février 2011

Finalement, si nous cherchions la joie dans le présent ? La nostalgie est un poison.

Ah, la belle nostalgie, quand elle nous tient… « C'était mieux avant », comme pour lancer une incantation sur notre incapacité à faire mieux qu'au temps passé. Pourtant, en matière de santé, les sciences ont aidé le progrès. Bien entendu, ce progrès est d'autant plus merveilleux qu'il est déconnecté des dividendes reversés aux actionnaires qui se goinfrent de pognon en regardant les malades bouffer des médicaments dangereux… Mais les scandales du Mediator et autres ne doivent pas faire oublier l'amélioration considérable de certaines prises en charge. Laissez-moi vous emmener sur un cas… Mais non, n'ayez pas peur, ça va bien se passer, il n'y aura pas de sang ni de scène épouvantable. Luce Lapin peut être rassurée…

Nous arrivons chez Charles. Cinquante-cinq ans d'une vie banale, avec les excès, les problèmes du chômage, de la séparation et du cœur qui se brise. C'est un peu comme dans le film de Claude Sautet *Vincent, François, Paul et*… Charles, qui, dans les années 1970, aurait été diagnostiqué du même infarctus du myocarde, sauf que les médecins l'auraient mis au lit avec des traitements qui ne sont plus utilisés aujourd'hui.

C'était vraiment pas mieux avant, car, en cette nuit de 2011, en moins d'une demi-heure, nous voici au beau milieu d'une salle de coronarographie – répétez, pour voir ! Il est 5 heures du matin et nous sommes dans le service public hospitalier. Son artère est débouchée en deux temps, trois mouvements. Tout simplement. Impensable jadis, au bon temps du temps d'avant. D'accord, la peinture des murs s'est écaillée, les couloirs sont un peu plus sales, il manque du personnel, il y a moins de lits d'hospitalisation qu'avant et l'ascenseur est en panne… C'était peut-être mieux avant côté matériel. Mais, d'un point de vue scientifique, le progrès est incontestable et le Charles a un cœur neuf, vaillant et haut, qui ne se brisera pas d'une larme.

Il y a quarante ans, ils lui auraient serré la main en lui mettant la marque de « cardiaque », lui interdisant de faire quoi que ce soit. C'était pas mieux avant, et pour sûr que si on pouvait y retourner avec ce qu'on sait aujourd'hui, il y a un paquet de cœurs qui n'auraient pas cessé de battre. Mais la science a beau évoluer, elle n'a jamais fait changer la connerie des actionnaires ni des politiques.

L'avoir sorti de cet épisode aigu et urgent ne va pas changer sa vie. Dans le couloir, il n'y a personne, car Charles est divorcé et ne voit plus ses enfants. C'était peut-être mieux avant pour lui, lorsque son épouse était là et les enfants joyeux… Avant que les dettes s'accumulent, lorsqu'il a perdu son emploi. Il m'a demandé quand même d'appeler sa femme, afin de prévenir sans doute la seule personne qui lui reste. Il y en a qui n'ont que les animaux de compagnie. Nous avons de la chance, Apple ne leur a pas encore inventé un portable du style iBébête…

Alors je l'ai appelée, et j'ai eu son répondeur. Une voix enjouée disait : « Salut, salut, bonjour les hirondelles, y a d'la joie, laissez un message. » Et moi de dire : « Heu… C'est le médecin du Samu, votre mari est en réanimation… Rappelez-nous… » Vous devriez vous méfier des objets modernes et des messages qui restent.

Nous avons attendu un peu, pour être certains que le cœur retrouvait une santé. C'est alors qu'une infirmière est entrée et nous a dit : il y a une dame pour le monsieur. Je suis allé voir, et c'étaient les hirondelles ! Pour lui remonter le moral, nous l'avons équipée comme un médecin et elle est entrée. Le Charles a failli en refaire un infarctus ! Heureusement qu'on avait refait son cœur à neuf, en quelque sorte.

Elle… Lui… Cette chronique ne nous concerne plus et on s'en va voir ailleurs si c'était mieux demain. J'en suis certain, et que la nostalgie crève, je ne lui sauverai pas son cœur de chauffe !

Devoir de mémoire courte

2 mars 2011

Attention : ce n'est pas le peuple qui oublie, c'est ce que font les médias des infos. Du tout tout de suite aux refrains médiatiques qui reviennent avec les saisons, il serait bon que les médias s'appliquent dans leur business.

Il y a si longtemps que toute l'intelligentsia et la nomenklatura ont déjà oublié. Le mois de décembre 2010, ça vous dit quelque chose ? Pendant que notre président partait le week-end se faire bronzer au Maroc, que la ministre des Affaires étrangères voyageait en Tunisie et que le Premier ministre s'en allait à la mer de sable en Égypte, le peuple de France se les gelait et restait sur les quais des gares à attendre des trains en panne... Souvenez-vous des titres des journaux : la France paralysée, un peu de neige et tout s'écroule, plus de produit de dégivrage dans les aéroports, le prix de l'essence... C'était il y a deux mois... Un soir, le ministre de l'Intérieur, en furie comme les personnages de Gotlib, demanda à tous les travailleurs de quitter leur travail et de rentrer chez eux… Car la France ne pouvait plus déneiger ! Jamais il n'y a eu de tels embouteillages en Île-de-France pour une tempête de neige. Des terroristes qui auraient voulu foutre le même bordel dans le pays n'y seraient pas arrivés. Et, pendant ce temps, nos dirigeants risquaient leur vie au soleil. Même pas de tempête de sable…

Faites un effort, souvenez-vous : un matin de ce mois de décembre, la France s'est réveillée avec du verglas. Les travailleurs qui ne sont pas encore au chômage grâce à M. « Travailler-plus-pour-gagner-plus » se sont levés et sont partis bosser. Mais comme la mode emporte tout, même l'intelligence, ils sont partis en talons aiguilles ou mocassins et sont vite tombés sur les trottoirs. D'autres Parisiens ont pris leur scooter… Après, ce fut un petit carnage : les deux-roues sont devenus des motoneiges ! De fractures ouvertes en bloc opératoire et d'entorses en plaies, les urgences furent submergées. Mais le souvenir de cette Parisienne qui tenta une ascension incroyable est encore frais : monter les escaliers d'une sortie de métro en jupe, petit manteau noir, gants de cuir. La piste des marches était poudreuse, légèrement tassée sur les côtés et gelée en son centre. Et… en moins de temps qu'il n'en faut pour l'écrire, madame l'a bien descendue : six semaines de plâtre… Pendant que nos dirigeants faisaient des tours de jet privé au soleil.

Un matin, à Paris, pas loin de Noël mais loin du soleil si doux d'Afrique du Nord, Samu et pompiers ont été débordés d'appels de gens qui tombaient sur la glace et les services d'urgences ont été submergés de demandes bien justifiées. Tous les patients habituels, plus une flopée de gens fracturés.

Les politiques, les directeurs des hôpital et les médecins qui ont voté la loi Bachelot auraient dû être très heureux car c'est de l'activité, et les hôpitaux sont payés à l'activité. Le productivisme sur le malheur des gens. Mais, comme les lits ont été fermés, pas de place, et donc transfert des malades vers le privé. Qui, lui, a pu s'adapter rapidement, parfois même en faisant opérer des chirurgiens du public dont les blocs ont fermé. Cela s'appelle un assassinat de service public. Et les cliniques privées ont fait le job. Pourtant, dans l'argumentaire de la loi Bachelot, les mentions « adapter à la demande » ou « Le patient au centre des préoccupations » étaient à toutes les pages. Sauf que, sur le terrain, c'est un fiasco.

Depuis ce mois de décembre 2010, de longues semaines se sont écoulées. Les préoccupations des gens de pouvoir n'ont pas été de changer quoi que ce soit au quotidien piteux du peuple mais plutôt de justifier leurs beaux voyages aux pays des dictateurs. Les gens cassés sont, pour beaucoup, toujours dans le plâtre, parfois sans travail. Et les autres espèrent simplement que leur train sera à l'heure… On a les avions privés qu'on peut.

Un scandale
peut en cacher un autre

Et aussi le 2 mars 2011

Hommage à Irène Frachon. Un an après, les procès n'ont pas commencé et l'indemnisation des malades est compliquée.

J'admire le courage du docteur Frachon, qui a révélé le scandale du Mediator et lutte depuis des années contre ce médicament. Révéler un scandale en France n'est jamais anodin pour qui donne le signal, ce lanceur d'alerte si reconnu aux États-Unis et tellement écrasé en France. Notre pays est celui de l'autocensure pour préserver les puissants. En médecine, ce sont ceux qui ont l'argent, les labos, les industriels, les directeurs, et ceux qui pensent détenir le savoir, les professeurs, l'ordre des médecins, les médecins des agences et, bien entendu, les experts. L'égalité et la confraternité du monde de la santé sont malades et ont besoin d'un docteur.

La révélation est d'abord niée : celui qui révèle se fait étriper par le pouvoir médical et politique. Dans le cas du Mediator, la formidable revue

Prescrire, le docteur Irène Frachon ou le docteur Alain Braillon, spécialiste mondial en santé publique, tous se voient pendant de longues années méprisés et même traînés en justice. Les labos se paient les meilleurs avocats, des experts aux réseaux puissants, et tapent. Le docteur Braillon a perdu son emploi et le docteur Frachon a subi une censure de son livre.

Puis les médias et la bagarre politique mettent l'évidence en lumière : le scandale éclate. Les lanceurs d'alertes croient avoir gagné. Non ! Le calvaire ne fait que commencer, avec la bataille en justice, experts, contre-experts et avocats. Dans le cas du Mediator, ce qui s'est passé le 26 février est abject. L'affaire est relatée par l'AFP. Une femme de 57 ans, « qui vit en sursis avec une insuffisance cardiaque dramatique et deux prothèses valvulaires, a subi une expertise judiciaire "très, très éprouvante" de plusieurs heures à Rennes, a précisé son médecin, le docteur Irène Frachon. Lors de cette expertise, qui a eu lieu en présence de son avocat, maître Charles Joseph-Oudin, d'un expert judiciaire, d'un avocat des laboratoires Servier ainsi que d'un cardiologue mandaté par ces derniers, il lui a été demandé "un petit test d'effort", selon la pneumologue. Une demi-heure plus tard, peu après être montée dans le train pour rentrer chez elle à Brest, "elle a fait un arrêt cardiaque" »…

Il est très difficile de savoir si cette malade va s'en sortir, mais ce qui est certain, c'est que la stratégie du laboratoire pour gagner du temps mérite un commentaire. Demander une épreuve d'effort alors que la malade est en insuffisance cardiaque est très dangereux, *a fortiori* si elle est dans un état de stress, face à des juges, avocats et experts... « On ne peut pas dire qu'il y a un lien de causalité direct. Mais il y a une violence procédurière qui peut mettre les patients très fragilisés dans des situations extrêmement difficiles », ajoute le docteur Frachon.

Les arrêts cardiaques après des stress importants ou des grandes peurs sont prouvés. L'enquête demandée par le ministre du Travail et de la Santé et le ministre de la Justice devra dire qui est responsable. Mais qui va expertiser l'expertise des experts, sachant que les laboratoires Servier ont leurs propres cardiologues experts ? À ce propos, dans le rapport parlementaire sur l'affaire Outreau, il avait été recommandé une réforme complète de l'expertise... Il y a de cela dix ans, et aucune réforme n'a vu le jour. En attendant, la malade est entre la vie et la mort.

Le député Gérard Bapt, qui préside la commission d'enquête parlementaire sur le Mediator, dénonce « Le parcours des combattants » des victimes. « Les laboratoires Servier vont maintenant se battre comme des chiens, au cas par cas, avec leurs avocats rompus depuis des années à ce genre d'exercice, avec des médecins méprisants, en demandant l'histoire clinique des malades depuis leur naissance. C'est véritablement scandaleux. » La bataille fait rage et il n'y aura pas de cadeau. La puissance de l'industrie pharmaceutique et de ses réseaux est gigantesque face au désarroi des malades. Nous sommes à une époque très violente, caractérisée par la haine des autres et la peur d'autrui. Et, pour cela, il n'existe pas de médicament...

Doubles tours

9 mars 2011

Les gens se sentent en sécurité, enfermés par des portes et des codes. Mais il vaut mieux faire un arrêt cardiaque dans la rue ! Seul chez vous, c'est un peu votre tombeau... Enfin, je ne veux pas non plus vous faire peur, mais ne vous éloignez pas trop du téléphone !

« Quand la santé va, tout va ! » comme disent les rares concierges qui occupent encore les rez-de-chaussée des immeubles. Ils connaissent l'endroit comme s'il était un village contemporain. L'arrivée des pompiers, du Samu déclenchent souvent chez eux une réaction qui humanise le lieu quand ils nous demandent « qui ? »... et qu'ils répondent aussi vite « où » habite le malade. Ils connaissent la vieille du sixième qui ne descend plus l'escalier depuis dix ans et savent qu'elle ne va pas bien dans son logement devenue prison. Ils sont sa seule visite, entre les courses qu'ils vont chercher et le papotage, dont la valeur sociale est essentielle. Mais ils ont été remplacés par la technique. Allez demander cette sollicitude au Digicode, comme dans le sketch de Marc Jolivet. Les immeubles deviennent des forteresses silencieuses, sortes de « paranoïaland ».

Dans la panique d'un drame, les gens appellent les secours et doivent donner adresse, code, porte, tour, escalier, étage… Et code… Mais, liées à l'angoisse, les erreurs sont fréquentes.

Dominique était à sa table, en train de travailler sur son ordi, lorsque le cœur a lâché. Ça arrive même à 38 ans. Son épouse a téléphoné tout de suite, et tous les véhicules de secours sont arrivés très vite devant l'immeuble, un peu comme si Playmobil avait déversé ses derniers modèles dans la rue. La mêlée s'affaire devant la porte fermée. Mais le code n'est pas le bon ! Inutile d'appeler quelqu'un d'en bas : malgré les sirènes et les cris, personne ne bouge car l'insonorisation les isole. Seuls le vent et la pluie répondent, et en quelques secondes l'équipe est trempée et glacée, tout comme le corps de ce jeune qui est envahi par la mort. La régulation rappelle, mais ça sonne occupé… On tape, on hurle : « Ouvrez ! », mais Paris a ses déserts cyniques et sournois. On croit être entouré et la solitude est totale.

Enfin, le code arrive alors que les pompiers allaient forcer cette belle porte au pied-de-biche et à la hache. Telle la ruée dans la dernière scène des *Blues Brothers,* tout le monde se précipite et se retrouve coincé dans le hall de l'immeuble : il y a un deuxième code ! Que, bien entendu, elle n'a pas donné tellement elle est paniquée, avec son mari au cœur arrêté. Elle n'en peut plus, de lui faire le massage cardiaque. Elle a bien hurlé à l'aide dans sa cage d'escalier, mais le silence a continué et les portes sont restées closes.

Le deuxième code enfin obtenu, nous entrons pour arriver devant l'escalier. Mais une troisième porte est fermée, et il y a encore des interphones avec les initiales des habitants. Mais aucune ne correspond aux siennes ! Vivre heureux, c'est peut-être vivre caché et mourir bien isolé… On tente de sonner à tous les interphones, et l'un d'eux nous a même répondu : « Si vous continuez, j'appelle la police ! » Les cons sont toujours là où on ne les attend pas. Troisième rappel téléphonique. Elle nous supplie de nous dépêcher, mais nous ne savions pas qu'il s'agissait de Fort Boyard.

À l'ouverture de la porte, les uniformes rouge et blanc commencent l'ascension des huit étages à pied, car l'ascenseur a aussi un code ! Les habitants de cet immeuble sont aussi isolés qu'une île au milieu d'une mer d'indifférence. Quand on arrive, elle ouvre sa porte blindée, telle une chambre forte. Son mari est désormais un jeune cadavre bien froid, et sa veuve est toute chaude de panique, le visage ravagé par les larmes.

Personne ne l'a accusée. La faire culpabiliser, pour quoi faire ? Dans ces logements sursécurisés, la paranoïa devient le seul danger et le seul tueur. Seule la mort peut entrer.

Grand problème

23 mars 2011

L'immeuble de ce faubourg est frappé sur sa façade d'un « 1929 ». De là à dire que le couple de l'appartement du sixième est de la même époque, il n'y a que six étages à gravir sans ascenseur. Et hop, nous voilà débarquant, tout de blanc vêtus, pour constater que Lucien est dans le noir de la mort. Marguerite est à côté de lui, vautrée sur un fauteuil. Elle vit avec lui depuis toujours, alors le temps creuse les habitudes, qui, elles-mêmes, se laissent aller à la facilité. Impossible d'expliquer pourquoi il est mort ce jour-là : le destin, le temps, les maladies… Mais toutes les explications du monde ne suffiraient pas à effacer le chagrin de Marguerite, qui lui tient la main en bredouillant, avec son dentier qui s'entrechoque : « Comment k'j'vas fair'aint'nant ? »

Personne. Nulle part. Tous morts : enfants, frères, tantes, amis… Le téléphone n'a plus sonné depuis que les salauds de démarcheurs lui ont vendu une télé numérique qui fait qu'elle n'a plus la télé ! Son mari est mort, mais la mort de sa télé l'inquiète tout autant, car il n'y a plus que Julien Lepers qui semblait lui parler. Sans mari, sans télé, sans personne, et le chat qui ne parle toujours pas, nos mots convenus et notre sollicitude sont bien inutiles, tellement la misère de sa solitude semble nous montrer qu'elle aussi est déjà morte.

En attendant, je lui fais les papiers, car même un cadavre a besoin de papiers… Sinon, pas de certificat de décès. Peut-être est-ce le secret de l'éternité ? En tout cas, elle est bien en enfer, la pauvre vieille. Elle va devoir aller à la mairie, soit au moins une heure à descendre les six étages, car les deux prothèses de hanche ne facilitent pas la descente. Après, direction la mairie, mais elle ne sait plus où elle est… Et elle ne voit rien, car il y a bien longtemps qu'elle n'a pas visité d'ophtalmo.

Une fois posé le cadavre de Lucien sur le seul lit de l'appartement, la question est : où va-t-elle dormir ? Il y a bien le gros fauteuil dans la petite salle à manger, où elle sanglote, mais elle s'inquiète de savoir où ira le chat. Avoir des inquiétudes matérielles permet d'exister encore un peu. Le problème est résolu par une couverture roulée en boule que le chat regarde, l'air sévère. Avec le certificat de décès, la très ancienne carte d'identité de 1953, elle devra réunir des tonnes de papiers pour toucher sa pension de réversion… Monter une montagne serait plus facile pour elle. Sans oublier qu'elle va devoir trouver des pompes funèbres qui ne soient pas des escrocs sordides et ne lui piquent pas une fortune pour mettre au cimetière la carcasse du vieux. Et « pas trop loin pour qu'elle puisse y porter des fleurs »... Le chat, lui, s'en fout et prépare déjà la couverture pour dormir des années.

Et encore, Marguerite a de la chance, car si c'était le week-end, la mairie d'arrondissement aurait été fermée et elle aurait dû aller à celle de permanence, tout près de la Lune. De plus, elle aurait dû garder le cadavre deux jours ! Inutile de lui dire de téléphoner, avec ce kit numérique « tout en un » à la con qui a tout arrêté, la télé comme le téléphone ! Pour elle, la Terre est devenue une autre planète. Alors on s'est débrouillés, mais ce fut très compliqué pour nous. Imaginez pour elle... Je pense qu'elle rêve de rejoindre Lucien très rapidement pour écouter leurs vinyles de jazz sur quelques nuages bien placés.

Alors voilà, cher Bertrand Delanoë, je te propose quelque chose de simple : le Samu voit à peu près tous les morts de Paris. Il suffit d'un numéro qui nous permette de faire envoyer, pour les vieillards seuls, un agent de la mairie qui les aide et les protège. Vingt-quatre heures sur vingt-quatre, car la solitude n'attend jamais.

Une vie au bout du fil

30 mars 2011

C'est la première fois que je sauvais un enfant par téléphone et grâce à son papa. Le bébé va bien et ils vivent très heureux.

La journée se déroulait simplement, dans cette grande salle de régulation du Samu qui reçoit tous les appels au secours. Comme dans tous les départements, entre celle-ci et celle des pompiers, tous les malheurs du pays arrivent. Une sorte de routine, avec la sonnerie des téléphones, les permanenciers qui reçoivent l'appel, plus ou moins aimable, plus ou moins douloureux, de l'accident à la maladie, des jeunes et vieux, des loisirs et du travail… Tout est tout le temps possible. Si besoin, ils déclenchent les secours ou passent l'appel au médecin urgentiste, dit « régulateur ». Sur les oreilles, c'est un casque téléphonique en remplacement du stéthoscope, mais le but est le même : écouter la souffrance de la vie.

Le casque sur les oreilles, donc, le visage éclairé par le soleil de printemps, je m'y colle en ressentant comme une frustration de ne pas être au pied du malade tout en étant très proche de sa douleur par la voix. Les pires sont celles qu'on ne voit pas : ces cris de parents qui découvrent l'enfant pendu, celle des enfants qui retrouvent leur père froid dans le lit au petit matin ou leur mère qui ne respire plus à cause de son cancer. Chaque fois cette supplique, simple et énorme : « Venez. » Ce sont 1 000 appels par jour sur Paris, plus de 20 millions par an en France. Notre job est alors de faire de la sémiologie téléphonique et d'effectuer le « tri ». Tout le monde appelle pour tout, pour rien ou pour le pire, les jeunes, les vieux, les tristes, les riches, les pauvres, les cas très graves et les moins urgents. Dans ces locaux, les drames se jouent par procuration et les scénarios catastrophe ne se voient pas mais s'entendent, ce qui est sans doute encore plus angoissant.

Soudain, dans cette criée des urgences de la ville, la voix de la permanencière s'éraille et la main se lève pour me signaler l'appel qu'elle me bascule aussitôt. Un père gardait son enfant à l'heure de la sieste. Il a voulu aller voir s'il dormait, mais la faucheuse était passée. Il nous a appelés tout de suite, car son bébé était bleu, ne bougeait plus. C'est la mort subite du nouveau-né. Au téléphone, il ne sait quoi faire, son bébé dans ses bras, la voix sidérée par l'effroi. En même temps que les pompiers et équipes de Samu partent à fond, il nous faut sauver l'enfant grâce à son père terrorisé. Aller retrouver, au fond de moi, l'énergie de la persuasion et la mettre dans la voix pour le guider dans les gestes.

Ne regardant que ma table et le clavier de l'ordinateur, je suis en fait à côté de lui et j'entends ce père qui appuie sur le corps du bébé, très vite, en même temps que je compte en ponctuant par un : « Maintenant, soufflez dans sa bouche et son nez, et allez, on y va ! Les secours arrivent, on continue ! » Les secondes sont lourdes, la sueur coule sur mon front, le silence s'est fait tout autour, comme pour me donner de la force, et tout repose sur ce téléphone. Soudain il me lance : « Il est moins bleu ! » Au même moment, au loin, j'entends les pin-pon, puis les bruits des bottes qui grimpent les escaliers et qui entrent. Les voix des équipes arrivées dans l'appartement prennent le relais. Le téléphone coupe et je suis comme au milieu du désert à attendre le bus…

C'est alors que mon collègue Benoît rappelle : « C'est bon, il est reparti, on le prend en charge. » La salle de régulation applaudit. C'est con, peut-être, comme réflexe, mais nous étions tous heureux, derrière nos écrans, d'avoir sauvé un enfant. J'ai perdu à peu près deux litres d'eau de sueur, mais le petit homme a gardé sa vie. Ce n'est pas moi le héros, mais toute une chaîne de services publics, qui existe grâce à la structuration sociale et aux progrès de la civilisation. Ce n'est pas moi, mais une somme invisible de temps et de progrès.

Marche hospitalière

6 avril 2011

Après avoir lu ce texte, vous ne regarderez plus les soignants marcher comme avant !

Le parcours dans un établissement de santé est une longue marche : pour les malades qui s'y paument et pour les soignants. Même avec des millions investis en signalisation, l'hôpital est un labyrinthe angoissant, où tout le monde marche, de haut en bas, de gauche à droite et *vice versa*. Mais les démarches sont stéréotypées. À vue d'œil et un peu d'habitude, vous pouvez deviner la fonction. C'est encore plus criant dans les centres universitaires.

Les urgences n'attendent pas : place, place ! L'allure est pressante, le pas large, les gestes resserrés au corps par la peur. Les médecins des urgences courent comme des dératés, le pas marqué, le souffle rythmé par les cris d'ordres et contre-ordres pour guider les autres. Nos pas sont lourds, sans doute de l'appréhension de ce qu'on va trouver comme malheur.

C'est bien différent pour les étudiants, aux démarches légères mais sérieuses. Les étudiants ont presque tout le temps le sourire, la beauté et l'envie en étendard. Leur démarche est groupée ou en mêlée, selon la frénésie de l'instant. Oui, c'est vrai, en cette période de printemps les jeunes hommes sont derrière le cul des jolies filles et, vu leur pas soigné et leurs vêtements branchés, je crois qu'ils se plaisent...

Les grands de l'hôpital, comme les grands d'Espagne dans *La Folie des grandeurs*, sont pontifiants, comploteurs, vaniteux, gourmands. Ils sont de moins en moins en blouse blanche, car le mimétisme avec les directeurs les a rhabillés en chefs d'entreprise. Les narcissiques pervers ont le pas précis chaussé de souliers bien neufs, mesurant l'espace comme par répulsion des autres, souvent les mains dans le dos, le bide en airbag, ils longent les murs comme un serpent, en silence, et sont toujours aux endroits stratégiques de la vie de l'établissement, là où se jouent les intrigues. Heureusement, il y a le généreux, blouse ouverte, le geste large, la voix forte et la chaussure bruyante, qui swingue dans une sorte de déambulation en zigzaguant de rencontres en amis.

Dégaine et démarche sont indissociables, comme partout. Les toubibs maigres et athlétiques marchent en petites foulées, un peu comme s'ils débutaient un marathon. Les plus faciles à reconnaître sont les chirurgiens. Narcisse et ego étant leur cerveau droit et gauche, ils sont précieux, ont la gestuelle chirurgicale, le regard droit devant et le pas calculé. Col de la blouse relevé, ils gardent toujours un vêtement du bloc opératoire, dans le style « J'y étais ». Voire les sabots de bloc qui ne devraient pas en sortir pour éviter les infections. Mais, pour certains chirurgiens, les règles sont pour les autres...

Oh, là-bas ! Vous voyez le coin sombre du couloir ? Là marchent ceux qui évitent la lumière et le bruit, voulant se noyer dans le carrelage, se fondre dans le mur, fuyant leur ombre. Tous ces personnels, médecins chirurgiens, soignants qui dépriment et qui souffrent plus que les malades qu'ils soignent. Ils sont dans une longue marche pour se retrouver...

La flânerie à l'hôpital est souvent celle de deux êtres en quête de relation affectueuse. Ça papote, ça tourne en une danse qui n'est pas sans rappeler les us et coutumes des basses-cours. Soudain, ils sont bousculés par la petite foulée typique de petites dames, une toute fine et une énorme. Ce sont deux cadres de pôle qui font « cloc-cloc » à chaque pas... Elles vont en réunion comme les ivrognes au bar. Mais, cette fois, l'une termine sa course en un grand « clash », car sa talonnette s'est bloquée dans le petit trou que le cadre n'a pas voulu reboucher par économie... Son entorse l'a fait reboucher dans l'heure !

Il est tard. Les démarches sont lentes chez ceux qui sont de garde. Les dossiers en main, les soignants marchent en parlant du malade et en réfléchissant. Plus ils sont vieux, plus les hommes ont le plastron abdominal en avant. Il est temps d'aller dîner dans les rares salles de garde qui restent. Là aussi, regardez un médecin manger, vous verrez qui il est...

Temps de Guéant

13 avril 2011

Rien n'a changé en un an. Crise ou pas, la perte des valeurs collectives engendre la violence.

La rue de ce quartier populaire s'est réveillée au son de la sirène et à la lumière des gyrophares des véhicules de secours. Croisant notre ambulance, un groupe aussi nombreux que deux équipes de rugby cavalait dans l'autre sens, tous comme affolés, quelques-uns s'engouffrant dans la bouche du métro comme pour s'enterrer. Tous noirs. Certains jetaient leur casque de chantier, à tel point que nous nous sommes posé la question : « Y a-t-il eu explosion ? » Un petit groupe est resté sur le chantier, le visage grave, suant et sale de poussière.

Un bon gros patron, avec quatre ou cinq ouvriers tout bien habillés, casques et gants, est arrivé pour nous guider jusqu'à la victime. Le blessé, un jeune Malien, s'est pris un bastaing tombé du sixième étage par le trou de la cage d'ascenseur. C'est un grand immeuble en construction, le boss est tendu et parle en boucle en tendant des papiers. Nous, c'est le blessé qui nous intéresse. Il est KO, avec une plaie du crâne d'avant en arrière. Le gros morceau de bois a cassé son casque et il doit son salut aux rebonds qu'il a faits en tombant le long des parois, sinon sa tête aurait volé comme une pastèque. Il est dans le coma et peu importe ses papiers.

Les pompiers sécurisent les lieux et la police arrive. L'atmosphère devient lourde, chuchotements du patron, les ouvriers partent, car sur les chantiers du bâtiment les sans-papiers sont exploités dans le silence des murs ou le bruit des bétonnières. En cas d'accident, les patrons ne veulent pas que la police découvre cet esclavage moderne. Si l'un d'eux se blesse gravement, l'évacuation des sans-papiers est primordiale. Tous ceux que nous avons croisés, courant dans la rue, étaient dans ce cas. À trois ou quatre rues de distance, ils sont tous là, attendant que la police parte pour retourner travailler. Car, s'ils se font prendre, le patron ne craint presque rien, mais eux, qui travaillent sans papiers, risquent l'expulsion.

Le long de la rue, les contractuelles sont attentives à mettre des amendes aux voitures et aux deux-roues. Sorte de paysannerie contemporaine qui ramasse le blé facile, punit le rentable mais ne s'attaque pas aux patrons et aux grands constructeurs qui emploient et exploitent les sans-papiers. Les PV pleuvent sous Sarkozy, mais pour faire payer le peuple, pas les riches. Finalement, ce brave Malien s'en sort avec un beau « slap » qui lui fait une raie au milieu à vie.

L'autre jour encore, un accident de chantier redoutable, et le même scénario. Un très beau quartier, avec, sur la façade, des grands panneaux de pub du bâtisseur. À l'intérieur, un échafaudage s'est écroulé et un jeune est sur le bitume, blanc, pleurant, haletant en polonais. Il est tombé de cinq mètres dans un enchevêtrement de barres en fer. Mais l'appel signalait deux victimes, et là, une seule ! Où est l'autre ? Les ouvriers sont comme une fourmilière en émoi qui aurait reçu un coup de pied. Un homme très âgé, la peau du visage tannée comme du cuir, en sueur, tient la main du tout jeune ouvrier et nous dit : « Là-haut, caché… »

Pendant la prise en charge des blessures gravissimes de l'un, les collègues cherchent l'autre. Engueulade. Appel de la police. Les pompiers retrouvent l'autre jeune planqué dans une pièce du chantier, enfermé à clé, car il n'a pas de papiers. Il refuse de sortir par peur des flics mais veut bien être soigné sur place. Quelques points de suture et nous le laissons sans rien dire. Mais, dans le regard de ce jeune de moins de 20 ans, il y a toute la peur que connaissent les travailleurs sans papiers exploités par de véritables mafias.

Les sanglots très longs…

20 avril 2011

Elle va très bien, cette demoiselle qui a trouvé son damoiseau.

Vous connaissez ces jours où nous nous surprenons à penser, comme Verlaine, à des « violons de l'automne », où *Les Fragments du discours amoureux* s'assemblent en une triste cohérence de nos malheurs, où l'on comprend les larmes des amis du poème de Desnos qui se sont lâché la main, où nous devenons le Roméo et la Juliette d'un William qui depuis des siècles n'en finit pas de montrer la fragilité du bonheur amoureux. C'est par un de ces jours qu'elle s'est perchée au sommet pour sauter en bas et aller en haut. L'immeuble la tient encore du bout du toit. Elle pleure à grosses larmes et avec des sanglots par vagues. Les secours n'ont pas été simples à déclencher car, pour quelques-uns, la médecine sans sang n'est pas urgente. Finalement, tout le monde est là, de bas en haut.

Elle a enjambé la fenêtre et s'est coincée avec son portable, prête à sauter du septième. La maladie dépressive a emporté tout son libre arbitre. Elle est noyée par ses larmes. Les imbéciles ne comprendront jamais la peine, ils croient que la vie est aussi simple qu'un entraînement de foot, et leurs phrases toutes faites du style : « C'est la vie », « Allez, du courage, c'est rien » ne passent pas car, pour elle, c'est tout ! Du courage, elle en a, mais pour sauter.

Sur la table de son studio, elle a laissé une courte lettre. « Je suis iranienne, mon père est mort. Je suis seule. Il ne m'a jamais aimée. Pardon. » Il n'y a chez elle que son abandon. Face au vide, elle ne dit rien. Les reniflements, ponctués de soupirs appuyés avec des petits « bouh » tout faibles, tout doux, sortent de sa bouche. Au loin, il y a Paris qui vit, le Paris en plein soleil de printemps. Nous sommes trois à tenter d'empêcher la culbute vers sa mort. Les pompiers essayent au péril de leur vie de monter sur le toit pour la retenir. Je ne lui parle plus à elle, mais à celle qu'elle a été et qui est prise au piège de la maladie, à celle qui lutte pour ne pas sauter car il y a un filet d'espoir, toujours, tout le temps, même si ça demande une énergie énorme de lui montrer un chemin autre que celui du cimetière. Je lui tends des clés pour sortir de sa prison, j'offre l'épaule pour poser sa tête trop lourde de ses souffrances, chaque seconde est une victoire sur sa menace de suicide.

Elle regarde au loin, le vent passe dans ses cheveux. Manquait plus que lui pour la faire basculer ! Nous avons peur, mais je parle sans presser le ton comminatoire et… elle commence à parler un peu. Les mots sortent, au prix d'un effort démesuré qu'elle réussit à faire.

Le zinc sous ses pieds commence à montrer des signes de faiblesse. Manquerait plus qu'elle tombe par accident en voulant ne plus sauter. Un petit signe de la tête en guise de oui dans des sanglots, très rythmés, très monotones, et des gémissements du fond de sa souffrance. Elle accepte de nous suivre !

Le pompier, harnaché comme un alpiniste des sommets inaccessibles, entoure son petit abdomen. Elle ne se retourne pas et regarde au loin, comme pour se laisser porter par un espoir inattendu.

Doucement elle est amenée à l'intérieur de son appartement où tout le monde est heureux de la voir revenir. En lui demandant de ne plus faire d'effort et de nous laisser faire, d'accepter de venir avec nous voir les psychiatres, vous pouvez imaginer tout le chemin qu'elle a fait en cet après-midi. Elle a été hospitalisée et elle s'est reposée. Récemment, j'ai su par son psychiatre qu'elle avait retrouvé un travail et qu'un amour avait remplacé tous ses maux.

Paris by war

27 avril 2011

Un des gangs les plus actifs de l'après-guerre en Île-de-France était composé d'adolescents, certains de 14 ans, et avec les armes de la guerre qu'ils avaient récupérées !

Pour sûr que les règlements de comptes entre mafieux et autres ordures ont toujours existé. L'arrivée, telle une avalanche, de la cocaïne relance leurs guerres et, dans les services d'urgences, le constat est le même partout : une radicalisation de la violence et le renouveau des gangs.

Derrière une façade qui amuse le bonhomme dit de gauche aux heures ouvrables, il n'y a rien. Ni humour, ni amour, ni poésie, ni vertu de caïd dans les règles fascistes de la pègre. Ce n'est pas la justice ni la liberté, mais une inculture tribale violente, des rites de tortures.

Les violences par arme à feu ne datent pas d'aujourd'hui, mais ce qui est récent, depuis environ deux ans, c'est l'apparition des armes de guerres : AK 47, fusil à pompe ou automatique…

La tuerie, il y a un an, du XVIIIe arrondissement, fut une première pour Paris. Des clans s'opposent pour leurs histoires de mafia aux heures de pointe, dans les cafés ou dans la rue. C'est d'ailleurs ce soir-là que nous avons pu constater qu'un homme peut courir quelques douzaines de mètres la tête explosée par une balle de kalachnikov…

Les médias ne rapportent souvent de l'événement que le constat policier. Sur le terrain, c'est bien pire et le vécu des secours est bien plus angoissant. Les secours déclenchés dans ces circonstances partent toujours avec une forte dose de peur. Arrivés sur place, la réalité, les cris, les pleurs, la sidération, l'agitation… tout dépasse les films les plus violents.

Des flics partout, des gens qui courent et hurlent, du sang et des corps inertes. Les balles ont pénétré et parcouru chairs et organes. Les survivants ont le visage de l'effroi. Il y a les « proches », qui fouillent les poches des cadavres pour enlever des objets compromettants ou des preuves… Il faut les écarter, car ils nous empêchent de faire notre job. Les familles arrivent et commencent à se battre contre la police ! Une réalité brute et primitive, dont l'un des rites est de s'en prendre aux services publics de la république, police, pompiers, Samu… C'est un début d'émeute devant ce café, pas loin de la porte d'Orléans ou des quartiers riches. Alors que la force publique tente de protéger les équipes de secours pour sauver les survivants, ils se battent et la police doit charger ! Émeute et scène de guerre en plein Paris, la nuit !

L'un des blessés est encore vivant et a très mal. Des trous dans son thorax et son abdomen, avec une angoisse extrême. C'est ce moment où ils redeviennent enfants et appellent leur maman. La médecine ne peut pas tout, et les balles de ces armes coupent, tranchent et brûlent tous les organes. On fait ce qu'on peut mais l'impossible n'est pas de notre ressort scientifique.

En rentrant, les équipes ne parlent pas. Mon collègue ne retire aucune gloire d'avoir réussi à en amener un au bloc opératoire pour tenter de le sauver. Aucune gloire mais la trouille. La vraie, car ces tribus sont lancées dans une véritable guerre du feu, dont l'enjeu est la drogue et l'argent mafieux.

Pendant ce temps-là, dans une boîte de nuit bien branchée, des stars et quelques gens riches pratiquent aussi leurs rituels, séduction et sniffs cocaïnés, ils trouvent ça rigolo et hyperbranché. Quelques heures après, l'un d'eux a fait un arrêt cardiaque et ce sont encore les secours qui y vont... Du producteur au détaillant jusqu'au consommateur, ils finissent tous à l'hôpital public. Comme quoi, Monsieur le président de la République, les services publics font leur job, même si vous faites tout pour les détruire et leur enlever des moyens.

La force très spéciale française

4 mai 2011

Les fous voyagent. La mondialisation leur a permis de partir loin. Au Samu de Paris, il y a en permanence environ vingt dossiers de fous en pleine crise à rapatrier de toute la Terre… comme celui-là !

Depuis longtemps, Jean délire. Doucement, sûrement, la maladie mentale l'a envahi. L'échec de toutes les tentatives de formation professionnelle ont fait suite à son échec scolaire. Son entourage a fini par l'abandonner. Au départ, il a dû se faire traiter de menteur, puis de manipulateur, puis de dingue à carrément fêlé, taré et fou. Il présente un aspect plutôt singulier ou, comme diraient les milieux branchés parisiens, un style. Avec sa trentaine bedonnante, ses cheveux gras en casque, sa barbiche, ses bottes de jardin vertes, son pantalon bien grand remonté à la poitrine, sa casquette de militaire « capitonnée d'aluminium à cause des rayons cosmiques » et son tee-shirt usé et troué marqué « FBI », il ne fait pas fou : il l'est.

Les fous d'aujourd'hui ne sont pas ceux d'hier. Ils se sont emparés des technologies modernes. Un délirant, un schizophrène, un maniaco-dépressif est sur Facebook, sur Twitter... Et c'est pour eux un paradis. Le malade mental devient un cyberfou, sur les réseaux dit sociaux il peut utiliser des personnages, inventer des jeux imaginaires. Jean passait des heures, des jours sur Internet, sous diverses identités, jusqu'au jour où... À force d'entendre parler d'Al-Qaida, du terrorisme, des victimes, de voir les images à la télé, partout, tout le temps, il a annoncé à ses thérapeutes : « Je vais aller combattre Al-Qaida. » Ah ! Et personne ne l'a cru.

Un jour, il obtient une permission de sortir des murs de son centre psychiatrique. Qu'a-t-il fait ? Il a annoncé sur Internet, tel le débarquement du 6 juin 1944, qu'il partait ! Il a acheté son billet d'avion, il est allé à l'aéroport, et l'oiseau rare s'est envolé pour le désert du Mali. Arrivé là-bas, il a marché seul vers le nord pour en découdre avec Al-Qaida.

La traque de petit Jean a duré un temps certain. Les gens ont été gentils avec lui, il n'a pas été blessé, même les terroristes l'ont laissé tranquille. Ils n'ont pas voulu le prendre comme otage, ce qui est dommage, car ils auraient alors tous renoncé à leur guerre tellement il aurait perturbé leur fonctionnement ! Des villageois l'ont amené à la gendarmerie du coin du désert, très loin, et il a mis quinze jours à revenir à l'ambassade de France. À part des châteaux de sable, il n'a rien détruit du tout. Fatigué, amaigri, mais toujours aussi délirant.

Le Quai d'Orsay se charge de ramener les Français fous dans l'Hexagone après un avis médical. Un petit nombre de ces Français se baladent sur la planète, finissent leur promenade dans les services d'urgences de tous les pays et sont rapatriés après avoir reçu de bonnes doses de calmants. Devant organiser le retour de Jean, notre force spéciale française, j'ai téléphoné à l'hôpital psychiatrique de son secteur. J'ai juste eu besoin de dire son prénom à l'infirmière : « Jean !! Oh ! Il est là-bas ??? Nan !!! » Et je l'entends hurler : « Céciile ! On a retrouvé M. Jean. Il l'a fait ! » Tout le centre psychiatrique le cherchait depuis trois mois et lui, l'homme à la folie honnête et décisive, avait donné corps à son délire : aller combattre Al-Qaida en plein désert.

Il n'a fait de mal à personne. Son univers, sa pensée, ses conversations avec ses amis imaginaires, ses combats et ses interprétations de tout ce qu'il entend et lit sur la Toile remplissent son cerveau kaléidoscopique. Il est un fou contemporain. Le monde d'Internet est un pays providentiel pour la folie. Sans doute est-il en train de raconter son attaque aux autres malades et, qui sait, peut-être qu'elle fera sourire les grands dépressifs et que ce sera sa victoire.

À toutes fins utiles, j'ai vérifié, ça ne peut pas être lui qui a tué Ben Laden, il a un alibi : il écoutait son ami imaginaire au pied d'un réverbère.

La peine de route

11 mai 2011

La médecine suit l'évolution des hommes. Si le portable a sauvé un nombre incroyable de vies, il en a supprimé quelques-unes. Mais les pires sont quand même ceux qui regardent des films et vidéos en conduisant.

Le chauffeur n'a pas vu ni entendu. Il raconte en boucle que ce n'est pas sa faute en se tenant la tête dans les mains. Est-ce la faute aux rêves de cet enfant de 7 ans qui jouait dans cette rue étroite ? Ses petits amis expliquent qu'ils jouaient aux racailles et aux flics, et qu'ils se cachaient entre les voitures sans faire de bruit. Moussa s'est planqué entre deux bagnoles en silence, tel un Indien de la ville, sauf que le conducteur a démarré et l'a écrasé. Il a bien senti un blocage sous les roues, mais, comme il était en pleine conversation téléphonique, forcément importante, il n'a pas compris tout de suite que son destin basculait.

Le petit objet du drame est un mobile idéal pour se distraire, et il était essentiel pour lui de répondre au téléphone. Or toutes les études montrent que, même en kit main libre, le portable accapare tous les sens de la vigilance, comme un cancer qui rongerait la réalité. Le cadavre du gamin est là, la tête méconnaissable, le thorax horriblement compressé. Dans une de ses poches, un faux portable, car cet enfant voulait posséder ce qui semble désormais l'apanage de l'homme moderne, le deuxième phallus, le troisième hémisphère cérébral : un téléphone.

Le conducteur n'en revient pas d'avoir tué un enfant. Il le raconte non pas aux secours présents sur les lieux, mais à d'autres, qui sont au bout de son portable. « J'ai écrasé un enfant en conduisant. » Peut-être qu'à l'autre bout du téléphone cette information va distraire un autre conducteur qui va alors oublier la route… Et une histoire horrible et sans fin pourrait être écrite… Mais la réalité des accidents de la route est pire que la fiction.

L'autre jour, un brave jeune homme à la gueule d'amour mais totalement ivre est monté sur son scooter au petit matin dans la rue déserte. La pluie fine a fait des pavés une patinoire et il est tombé. Son casque, d'un style branché et pas intégral, ne l'a pas protégé. Sa chute l'a engouffré sous un 4 × 4 mal garé. Son visage a raclé le sol. Il n'est pas mort et n'a rien vu en raison de son ébriété. Sous la voiture, il ronfle même, bercé par son ivresse. Il ne saura que plus tard que son visage est resté très beau du côté gauche, mais que, du côté droit, tout est parti sur le bitume, la peau, les muscles… Le visage n'est plus que charpie. Il faudra des soins longs et complexes pour qu'il ne ressemble pas à une carte de géographie.

La morale est facile : il ne faut pas boire et mettre un casque intégral. Car, en plus, un accident de la route mortel sur quatre concerne un deux-roues. Certes… mais pas seulement. La formation et la prévention des risques sont la clé du problème, avec un prix plus bas des équipements de sécurité. Mais il est plus simple pour l'État de réprimer, car il va gagner de l'argent, plutôt que de prévenir et éduquer. C'est l'ambiguïté de l'État : se faire des thunes sur le dos de contrevenants avec des délits rentables. La répression devenant un peu la vache à lait du budget du ministère, en même temps qu'un impôt déguisé. Le calcul est idiot. Car ce gamin va coûter très cher à la société, et pas seulement en chirurgie esthétique et en rééducation… La répression routière ne sert à rien sans éducation et prévention des risques.

Et puis, au moment de finir cette chronique, j'ai pris ma moto et j'ai failli me faire buter par un type en grosse voiture aux vitres teintées. Alors j'ai commencé à simplement regarder les conducteurs, y compris les deux-roues… Il semble que la France soit une nation au téléphone. Sans oublier ceux qui regardent leur GPS, qui envoient des SMS, qui regardent une vidéo – véridique !… Bref, y a des PV qui se perdent !

Les culottes passent et les traces restent

18 mai 2011

Le procès d'Outreau n'a rien changé au risque de tomber dans la rumeur.

Le médecin de cette petite ville de banlieue était bien sympathique. Dynamique, présent, sérieux, avec l'image du notable, socialiste dans la vie, radical à table et de droite au volant : le bon médecin de famille ! Il était un ami de mon père, et moi je l'aimais bien car il tentait sans succès de me soigner mon acné et mes angoisses, mais, l'une n'allant pas sans les autres, il n'y arrivait pas, ce qui me le rendait encore plus sympathique. Mais, un jour, coup de théâtre : les gendarmes sont venus l'arrêter dans son cabinet devant ses malades. Tempête sur la ville : le médecin arrêté aux yeux et au su de tout le monde. La presse locale, à la façon du *Washington Post,* s'empare du sujet. Les betteraves de Seine-et-Marne en parlaient entre elles et le blé en perdait ses épis. Il était allé voir une dame à son domicile qui lui avait demandé une consultation en urgence. Il ne s'était pas dérobé à sa mission. À l'arrivée, elle l'attendait nue sous son peignoir, seule dans son petit pavillon. Très chaleureuse, elle lui avait proposé de boire un coup ; elle avait mal au ventre, puis partout... tout et n'importe quoi. Il l'examina, sans omettre les touchers pelvien, rectal et vaginal, qui font partie de l'examen clinique. Ils aident au diagnostic et éliminent, entre autres, l'appendicite, une torsion des annexes, une grossesse extra-utérine... Il resta un long moment, et elle téléphona à quelqu'un pour lui dire que le docteur était là. Il lui fit une ordonnance. Il partit. Quelques heures après, il avait les menottes. Elle avait porté plainte pour viol.

Les quarante-huit heures et la une des journaux locaux, en ce début des années 1980, ont enterré sa réputation dans la terre de la Brie, son passé, oublié, son présent, son couple et son futur. Ce n'était pas l'époque des prélèvements ADN... La jeune femme avait monté son coup avec perversion et machiavélisme. Elle en voulait aux médecins et aux psychiatres de la mort de son père... Bref, le pauvre toubib en est sorti blanchi mais bien noir dans sa tête ! Elle est entrée en hôpital psychiatrique. Le brave docteur est devenu alcoolique. Il a bien essayé de reprendre, mais la rumeur était devenue sa compagne à chaque coin de rue, avec le « Vous savez... », et la bouteille, sa meilleure amie. Il en est mort.

Au début des années 1990, dans un hôpital parisien, une femme totalement ivre est arrivée aux urgences. Toute jeune, visage de rebelle et à la beauté cachée par la violence intériorisée de ses désespoirs et sa crasse ! Elle puait à faire fuir tout chien renifleur ou tout insecte. Le personnel l'a prise en charge, a jeté ses affaires et l'a lavée et habillée de neuf. Le médecin a fini par venir l'examiner. Elle est sortie rapidement des urgences et a couru au commissariat y porter plainte pour viol. Accusation terrible pour un crime épouvantable. La police judiciaire n'a pas fait de détail et est venue arrêter le médecin en plein milieu des urgences. Tollé général, car il était aimé de toute l'équipe, irréprochable, compétent et gentil. Tous ses proches ont téléphoné à leurs connaissances influentes pour le sortir de garde à vue, crié au racisme car il était d'origine étrangère, hurlé contre la femme, devenue « La folle, l'hystérique, la SDF... », les patrons de l'hôpital ont appelé les ministères. Lors de la confrontation, la jeune femme n'a pas su le reconnaître. Elle est redevenue rebelle et s'est tirée en insultant tout le monde ! Et tout le monde était content. L'affaire s'est arrêtée là. La jeune fille a été rendue à sa vinasse, dans la rue, dans sa boue, et a disparu. Quelques mois après, ce médecin a été arrêté pour viols en série, prouvés par l'ADN.

Vous savez bien que ceci n'a rien à voir avec l'actualité du moment et que la recherche de la vérité est complexe. Les temps de la médecine, du malade, de l'accusé, de la victime, de la police et de la justice ne sont pas les mêmes. Mais nous sommes tous confrontés à la même merde, à cette pourriture qu'est la rumeur.

Samedi 14 mai 2011

25 mai 2011

C'est le récit de ma première rencontre avec Stéphane Hessel. Quel bonheur !

Le plateau des Glières est un lieu de résistance. Cet endroit de la Savoie a connu un massacre, commis par les nazis contre les partisans, qui s'étaient structurés en armée dès 1941. Depuis 2007, ce lieu s'anime deux fois par an. Une fois pour faire croire que le président de la République s'intéresse à l'histoire et une seconde fois à l'occasion du rassemblement organisé par l'association Citoyens résistants. Des personnalités comme Raymond Aubrac, Daniel Cordier viennent y expliquer la pensée humaniste, l'importance des luttes et la pensée politique du Conseil national de la Résistance. Du lourd. C'est donc en ce lieu historique que cette année, avec Gérard Mordillat, je me suis rendu pour participer à des débats citoyens.

En ce samedi, tout le monde parlait résistance et politique. La route sinueuse et le côté bateau en pleine tempête de la voiture nous ont fait regretter les cafés-croissants à plus de 10 euros du TGV, qui avait une heure de retard. Mais nous sommes bien arrivés, dans une ambiance chaleureuse. Les débats furent passionnants.

Je devais repartir le soir même et celui qui allait m'emmener à la gare me dit que j'allais voyager avec Stéphane Hessel et Frédéric Lordon, économiste et philosophe. Sous la pluie, je vis arriver le bon Hessel, dont j'ai lu l'ouvrage avec admiration. Avec sa démarche malhabile, comme un pantin libéré de ses fils, il s'assit dans la voiture et s'excusa d'être en retard en expliquant qu'il ne comprenait pas l'intérêt des autographes ! Nous, nous l'écoutions en trouvant que les kilomètres étaient bien courts.

Il parlait et trouvait de l'intérêt en toute chose. Il nous raconta son livre *Indignez-vous !*, dont l'idée était née au cours d'un rassemblement antérieur, en ce même lieu. D'abord imprimé à 8 000 exemplaires, il en est à plus de 3 millions vendus en France et est traduit dans 25 langues !

Arrivés à la gare de Bellegarde, nous attendions sur le quai. Soudain, le sourire en coin et les yeux clos, il lâcha : « La vie commence à 90 ans. » Il s'intéressa au passé de Frédéric et au mien et à nos présents avec une politesse et un phrasé d'une musicalité proche de Mozart…

Il nous racontait sa jeunesse encore active, sa douleur dans les camps de concentration en 1940 et son engagement pour la paix, lorsqu'elle est arrivée : elle, l'allure vulgaire, le regard hagard, le visage vultueux sous sa teinture de cheveux orange, légèrement boudinée dans ses vêtements de cuir, avec sa valise à roulettes bruyante, comme les caravanes de Reiser. Sans un bonjour ni un sourire, elle lança à Hessel : « J'aime pas ce que vous racontez sur la Palestine dans votre bouquin. » Et lui… sur ce quai de la gare, entre chien et loup, sous la pluie et le froid de Savoie, il lui tint ce discours : « Oh, madame ! Comme c'est gentil de m'avoir reconnu. Vous savez, à 93 ans, être abordé par une belle femme est rare, et c'est un cadeau ; si vous me le permettez, je vais vous réciter un poème de Rimbaud !!! » Sans hésitation, Hessel a déclamé *Sensation* : « Par les soirs bleus d'été, j'irai dans les sentiers… par la nature, heureux, comme avec une femme… » La dame a en quelque sorte explosé ! Elle a cligné les yeux, comme éblouie, s'est excusée et est repartie, son ventre devant, sa valise derrière et peu de choses entre.

Nous sommes restés médusés. Dans le TGV, le contrôleur nous a accueillis avec une générosité et une convivialité rares. Hessel a récité, parlé avec tous les gens qui passaient le saluer. Et le train, hélas ! cette fois, est arrivé à l'heure ! Sur le quai, il est parti. Mais j'ai l'impression d'y être encore… La résistance d'aujourd'hui est en chacun de nous, il ne faut pas désespérer, même si c'est difficile. C'est, je crois, ce qu'il a voulu nous dire…

À ventre ouvert

1er juin 2011

J'ai pris de ses nouvelles en écrivant et en relisant ces chroniques. Un an après, elle va très bien et j'en suis heureux.

Elle a cru qu'elle ne pouvait pas l'avoir, mais le cancer est devenu son ennemi intime, son combat. Chaque jour sans douleur, sans doute, est une victoire et un bonheur à l'état pur. Sa discipline est de bien vivre pour vaincre l'invisible qui marque son corps. Elle n'ose même pas dire du mal de cette saloperie de maladie pour ne pas la réveiller. Odette croit aux forces de l'esprit mais elle touche aussi du bois, s'astreint à des petits rites anxiolytiques et dit des prières de toutes les religions, comme ça elle a tous les dieux avec elle : pas con.

La semaine dernière, elle est allée à sa clinique privée, bien connue des journaux des stars, où elle se fait soigner pour une opération du ventre afin d'enlever un bout du cancer.

Mais voilà, c'est plus « comme au début de sa maladie, il y a dix ans ». L'application des règles d'entreprise voulues par la loi, les économies, la diminution des journées d'hospitalisation font qu'il faut aller vite, comme si la médecine était facile ou un simple objet de consommation. Le patient n'a plus le temps de se reposer et le médecin de faire du bon boulot : c'est la cadence médicale, infernale comme des chaînes de montage, une production de soins frénétique, la tarification à l'activité… Tout est mélangé et les valeurs humaines sont piétinées. Le lendemain de son opération, elle a dû rentrer chez elle, « de simples pansements sur la cicatrice ». Il lui a bien été recommandé de se reposer, mais les petites habitudes du quotidien n'ont aucune allure de dangerosité, alors, malgré la fraîche cicatrice et ses points de suture, elle a repris ses habitudes.

Vers 7 heures, en ce dimanche matin, elle a décidé de descendre sa poubelle. Cinq étages à pied ! C'est rien. Bon, le ventre lui tirait un peu, mais Odette est vaillante. La poubelle à la main, le bide en fermeture Éclair, du haut de sa montagne de cinq étages elle a descendu l'escalier comme un sentier, car l'ascenseur était en panne. Elle a causé avec une ou deux voisines, un peu comme pour des escales d'étage en étage.

Arrivée en bas, elle a ressenti une chose bizarre et nouvelle dans le ventre et, dans un bruit sourd et gluant, une chaleur a envahi sa peau. La cicatrice venait de se rompre. Tous ses viscères étaient dehors, comme lors d'un lever de rideau, une autopsie vivante près des poubelles ! La douleur a été supportable, mais pas sa honte, donc elle n'a rien dit. Ses tripes à l'air, dans ce rez-de-chaussée, les bras enveloppant son abdomen, elle était la misère humaine, alors elle est repartie dans l'autre sens. Le dos plié, les larmes aux joues, maudissant cette vie, chaque pas pesant de ses 68 ans et d'autant de souvenirs, elle est rentrée chez elle. Elle s'est écroulée sur son lit, a mis France Culture pour se détendre et a téléphoné à sa petite-fille, pour ne déranger personne.

Les secours sont arrivés en même temps que la famille. Quand j'ai soulevé son petit drap, c'est tout son tube digestif qui me regardait et fonctionnait sans mal. Sa petite usine à vivre, à digérer, était comme ces dessins des livres de sciences et de médecine. C'était l'image sordide d'un paradoxe.

Pendant que nous la traitions, les pompiers ont fait arriver la nacelle posée sur la grande échelle. En quelques minutes, tout le quartier était aux fenêtres pour regarder pompiers, Samu, motards…

La clinique était ouverte, mais elle « ne prend pas d'urgences le week-end ni la nuit ». C'est ainsi. Désormais, en France, la permanence des soins est aléatoire et totalement désorganisée. Que reste-t-il ? Le service public est si détruit ! On a calmé sa douleur, protégé les organes, et elle a fait comme un tour de manège. Une demi-heure après, nous étions dans un bloc opératoire pour tout faire rentrer. Elle va bien. Mais regardez : la violence de la crise sociale fait tout sortir.

Les « nouveaux monstres » 2011

8 juin 2011

Oui, je le fais chaque année, mais la violence, la haine, la peur, la cupidité, la bêtise... sont si énormes que nos monstres modernes évoluent. Faisons gaffe à ne pas être le monstre d'un autre.

Bien entendu, que l'année n'est pas terminée, mais il y a tellement de « nouveaux monstres » cette année qu'ils se pressent pour figurer dans cette revue succincte.

Commençons par le laboratoire Servier et son médicament, qui a refroidi plus d'un malade. Mais ce n'est sans doute rien par rapport aux monstrueuses conséquences des pesticides, insecticides et autres irradiations ionisantes destinées à conserver les aliments... Manger pour vivre ou pour crever, allez savoir ce que les monstres s'apprêtent à faire en autorisant de nouveau les farines animales ? C'est la monstruosité à grande échelle... D'un côté, on nous fait bouffer n'importe quoi et, de l'autre, il faut maigrir avec des toubibs devenus des experts en marketing. Maigrir monstrueusement est un luxe des bien portants, les pauvres, eux, cherchent à bouffer et à bosser. La société est monstrueuse.

Les réseaux sociaux se développent pour faire croire que la solitude a disparu. S'imaginer que vous avez des amis sur Facebook est une illusion, et notre époque, où les mots ne veulent rien dire, est aussi un mélange entre l'irréel et le réel. La solitude est encore plus là qu'avant, surtout dans le regard des personnes âgées qui vendent leurs bijoux pour pouvoir vivre. Leurs souvenirs partent chez des acheteurs d'or grâce aux publicités qui passent en boucle à la télé à l'heure de la sieste : les monstres savent conditionner par la peur et faire de l'argent sur le terreau de la pauvreté.

L'autre jour, un propriétaire a demandé à son concierge de nettoyer ab-so-lu-ment son jardinet pourri sur sa terrasse du septième étage avec vue sur le périphérique. L'inaccessible rose a attiré le bras, puis le torse, puis le bassin de l'arroseur et c'est la petite balustrade qui a fait tomber le grand homme. Il faut cultiver son jardin, disait l'autre, mais pas tomber de haut pour aller voir si la rose... Le tartare de concierge mort gisait aux pieds des secours, mais le propriétaire, lui, est resté en haut, chez lui... Ni tristesse, ni compassion, ni remise en cause : un monstre reste sûr de lui !

Il y a aussi la jeune fille que je n'ai pas vue belle car, à notre arrivée, son corps en charpie gisait dans son sang frais au milieu de la rue éclairée par un lugubre réverbère. Elle est tombée en scooter avec son petit casque en forme de bol rose, avec « Hello Kitty », qui n'a rien protégé du tout. Sa première sortie, seule dans Paris, la nuit ! À côté, le livreur de pizzas avec la jambe en Z qui veut dire « J'ai mal » ! Mais n'est pas Zorro qui veut et tous les deux ont des larmes plein les joues. Elle, elle pleure et appelle ce que nous croyons être son amoureux : « David ? ! » L'autre répond alors : « Non ! moi, c'est Youssef. » Étant allongés au sol, ils ne se sont pas vus. y a comme un monstre caché là-dedans, ou, plutôt, en fuite ! En effet, elle était passagère d'un jeune homme rencontré quelques instants avant à la terrasse du café qui l'a prise sur son gros scooter. Il est parti à fond et s'est emplafonné le livreur. Les trois à terre, le motard s'est relevé, a traité sa conquête de « sale pute » et s'est tiré, laissant les deux corps, seuls, sur le bitume. Le monstre a le sens de la mise en scène !

La liste est si longue que c'est à vous de la continuer…

Tenez-vous au courant

15 juin 2011

C'est une histoire de misère. Ce pauvre jeune est désormais mutilé à vie.

À 26 ans, il aurait tant aimé avoir un travail ! Il n'est pas feignant mais il n'y a plus rien à faire, avec toutes ces usines fermées depuis des années, sa région est devenue un néant aux tristes records en termes de chiffres de santé publique. Il revoit encore son grand-père sortir du travail, la gueule fatiguée mais fier de construire, d'être dans un jeu collectif. Mais le jour où la délocalisation a été effectuée le silence s'est posé sur la ville et le mot « travail » a été oublié. Tabac, alcool, faut bien tenir, dans ces régions où nos économistes et politiques ont justifié la mise au chômage des gens et la casse de leur vie.

Cédric a une copine, mais c'est pas sûr que ce soit de l'amour. Un jour, il a écouté les infos. C'est la proximité des lignes SNCF et leur abandon qui l'ont fait cogiter. Trois-quatre consultations de site Internet plus tard, l'idée a commencé à germer sur le terreau des misères de sa vie : voler du câble des lignes de chemin de fer et devenir riche. Et dire que son oncle et son frangin ont travaillé dans le train… Cédric a réuni quelques potes, pensant sans doute qu'il devenait un homme. Pour se donner du courage, ils ont picolé avant d'attaquer les câbles de cuivre.

Vers 3 heures du matin, c'est un coup de téléphone anonyme aux pompiers qui a donné l'alerte : « Venez vite sur la voie ferrée, il a pris le jus ! » Cédric a reçu plus de 25 000 volts. Les pompiers, le Samu et les gendarmes arrivés sur place ont trouvé un corps inconscient, seul sur le ballast. Le reste de la bande était parti, le laissant seul : il n'y a pas de solidarité chez les crétins.

Brûlé au troisième degré, il est dans son coma et a été pris en charge pour calmer ses douleurs, l'aider à respirer. Il dort et c'est tant mieux. Il ne peut pas voir ses mains transformées en gants noirs, ses pieds qui, jusqu'aux genoux, ressemblent à un vieux cuir desséché, ses organes génitaux externes devenus deux petites olives surmontées d'une merguez trop cuite, sa figure gonflée par l'œdème et ses cheveux presque tous disparus, laissant place à une peau grise… Il sent le cochon grillé et son corps suinte par les dernières parties qui n'ont pas brûlé.

Comme il n'y avait plus de place dans le seul service de grands brûlés de sa région, il a été transporté en hélicoptère dans le dernier service des brûlés de Paris. Ah, pour sûr, cela donne l'impression de vivre une performance, de tenter de le sauver. Mais la réalité est bien autre. Les fermetures des usines des années 1980 sont appliquées désormais aux hôpitaux publics. Les services ferment et ceux qui restent n'ont plus de place. À coups d'hélico, les malades se baladent dans les airs dans une illusion de modernité qui masque la décrépitude de notre France. Tous les systèmes démontent leur propre câble de cuivre.

À l'arrivée, une équipe du service des brûlés l'a pris en charge avec grande compétence et empathie. L'agonie a duré cinq jours, puis il est mort.

Certain penseront qu'il a payé pour tous les retards de trains, une sorte de vengeance... Mais, en fait, il a participé à la destruction d'un des plus beaux liens sociaux que nous ayons en France : la SNCF. C'est un drame qui se cache derrière ces voleurs de câble : le démontage de la France. À cette occasion, j'ai appris que c'est Luc Ferry qui s'occupe des problèmes de société à Matignon. Lui qui ne remboursera pas ses salaires des cours qu'il n'a pas effectués...

Si tu souris, tu arrêtes la pluie

22 juin 2011

Il semble marcher sans voir la réalité autour de lui. Il regarde son monde merveilleux, comme tous les enfants. Il a dans sa tête des rêves grandioses, mais lui, c'est dans cette allée de l'hôpital qu'il les sort. Les bâtiments austères sont moqués par les dessins des enfants qui sont passés par là depuis des années.

Cet enfant avance en tenant la main d'une femme jeune, voûtée par le souci. Il n'a plus de cheveux sous sa casquette de basketteur. Mais ils ont un beau sourire aux joues, car le vent vient juste de soulever la blouse d'une infirmière. Soudain l'enfant au teint pâle lève sa main et montre le ciel avec un éclat de rire. Un autre gamin, probablement myopathe, passe à côté avec son fauteuil et, sa petite main guidant toute sa locomotion grâce à une petite boule, s'arrête, virevolte et regarde le ciel aussi.

Tous trois ont le nez en l'air, à regarder un nuage haut perché qui ressemble à un lapin. Enfin, moi je dirais un lapin, mais je ne puis participer à la conversation qui accapare toute leur attention et les fait rire aux éclats. La maman ne lâche pas la main de son fils. C'est alors qu'une grande jeune fille, déambulant avec ses cannes comme un pantin qui aurait perdu ses fils, se joint à eux et fait tourner sa canne gauche en l'air. Tous quatre regardent le nuage qui bouge, et les commentaires vont bon train. Il n'y a plus de maladie quand ils regardent les nuages, ils sont comme une communauté de grands poètes.

Un peu plus loin, deux parents, dont l'un porte leur bébé dans les bras. Leur désespoir les suit comme leur ombre et leur regard n'est que vague. Ils sortent du pavillon dit de « soins palliatifs ». Oh, c'est simple, il est juste à côté de la morgue. Mais ça c'est de l'humour de technocrates, de directeurs d'hôpital qui se croient chefs d'entreprise.

Mais le nuage bouge et fait rire le petit groupe, car le lapin s'est barré dans un autre gros nuage pour former une sorte de montagne de chantilly. Les enfants crient et sont contents.

Une voiture s'approche. La mère et l'enfant s'y engouffrent. Les deux qui restent regardent leur ami qui s'en va en leur faisant des grimaces derrière la vitre. Un peu comme d'autres quittent un collègue de boulot. Une permission pour sortir, tout en se disant : à la prochaine chimio, camarade...

Dans le ciel, les nuages sont rentrés en coulisse à coups de vent et le soleil illumine tout l'hôpital pédiatrique. Les ambulances se succèdent et des petits bouts, ou ce qu'il en reste, entrent et sortent. Ces voitures qui amènent les malheurs des grands et des petits. Les papas et les mamans qui souffrent pour leur enfant malade ont tous la triste figure des sidérés, quels que soient leur couleur de peau, leur culture, leur niveau social.

Vers l'entrée de l'hôpital, une famille malienne est regroupée et, sans bruit, pleure un enfant mort écrasé par un camion. D'autres enfants sortent des urgences avec des gants en latex qui ont été gonflés pour en faire des ballons. Les malheurs croisent les bonheurs en silence.

Un jardinier de l'hôpital plante quelques fleurs autour d'un contreplaqué qui ressemble à un bonhomme rigolo. L'homme travaille sous le regard attentif d'un enfant tout difforme et d'un autre dont le visage dit son retard mental, accompagné par une infirmière. À chaque coup de pelle, les commentaires vont de la terre au rêve.

Il n'y a pas de désespoir dans leurs yeux, mais une rage de vivre comme les autres. Les enfants malades vont guérir forcément et, de toutes les façons, s'ils n'y arrivent pas, ce sont eux qui font les nuages rigolos pour poser sur nos visages le sourire qui chasse les pluies de nos larmes.

Il ne se passe rien... presque rien

29 juin 2011

C'est une histoire qui finit bien.

La famille s'était préparée pour Euro Disney. Tous les quatre sont dans l'excitation d'être à Paris, pour la première étape vers le pays des enfants et de la carte bleue. Le brave homme et valeureux papa, la belle jeune femme et mère attentive ont pris un petit hôtel pour limiter la casse du compte en banque. Maria, 3 ans, et Max, 6 ans, sont heureux dans cette grande vadrouille. Il est 20 heures et ils s'installent à table dans ce petit resto avec vue sur Notre-Dame, pour que les enfants cherchent les personnages de Victor Hugo.

Ce soir-là, j'ai enchaîné la nuit après une journée de travail. La fatigue est partout à cause du rythme, du stress, des tournées dans l'ambulance au son du pin-pon à 100 décibels, des montées d'étages quatre à quatre pour tenter de sauver des gens de toutes sortes.

Nous sommes dans la salle de garde du Samu et mangeons le mauvais gras et le sucré que l'hôpital nous octroie. Autour de la table, nous tentons de mettre un brin d'humour dans la violence sociale, les drames de la vie, nos interventions. Faut bien tenir. Tous en blanc et les visages rendus jaunâtres par les néons, nous attendons la sonnerie des bips pour partir en intervention. Deux étudiants se draguent dans le coin, un gars raconte les résultats du foot. Moi j'écoute deux piafs et un pigeon sur le bout de mur qui montre la résistance de la nature à la ville, en pensant aux textes de François Morel… Paris semble calme. Ma fatigue et moi allons dans mon bureau en mode pilotage automatique pour tenter d'écrire un peu.

Dans le restaurant sans prétention, la famille est attablée, les enfants rêvent au lendemain, il ne se passe rien… Soudain le père regarde sa femme, s'affaisse sur sa chaise et s'écroule à terre. Plus de son, plus d'image. Les enfants rigolent de voir papa faire l'idiot. Sa femme l'appelle, puis hurle. Alerte et panique ! Un jeune homme d'une table à côté commence le massage cardiaque, le patron appelle la police avant le Samu, car l'époque est à la peur irrationnelle.

De l'autre côté de Paname, mon bip sonne et précise : ACR (arrêt cardio-respiratoire). Je cours à fond dans les escaliers, ma fatigue est restée devant le bureau. Nous sommes déjà dans l'ambulance, dont le pilote aurait dû travailler chez Rémy Julienne. Je regrette d'avoir mangé. Nous voilà devant les yeux ronds des gamins et humides de la mère.

Les collègues pompiers font le massage, et moi je m'allonge à côté de lui. Cet inconnu devient ma bataille, ma raison d'avoir fait ces études, d'être dans le service public. Sur ce carrelage, il est entre la vie et la mort, et autour de nous les gens continuent à bouffer. Les flics dehors empêchent les badauds de baguenauder. Le taulier nous demande de ne pas faire « tout ce cirque », car il « travaille » ! Je ne sais pas qui a dit : « On t'emmerde ! », mais c'est moi qui ai dit : « Exactement ! » Les pompiers massent sa poitrine, et moi je lui ai mis un tube pour qu'il respire. L'infirmière a posé la perfusion et les drogues passent. Tout va vite, mais ça paraît une éternité. À force de masser son thorax les poumons saignent, et je me retrouve d'un coup avec son sang sur la figure. Dans une pièce à côté, la femme est sidérée, avec un môme sur chaque genou. Ils ne nous regardent pas mais entendent… La situation devient épouvantable, mais je ne cède pas, comme beaucoup de mes collègues dans ces cas-là, on se bat contre la mort, et j'ai la force !

Le temps est comme figé. Je suis allongé sur le carrelage de ce petit resto parisien, à côté de la tête de ce jeune homme. Chaque seconde qui passe l'éloigne de la vie. Nous nous battons, encore et toujours, *mano a mano*, contre la mort. Il y a quelques années on aurait arrêté depuis longtemps, mais les progrès récents sur l'arrêt cardiaque sous certaines conditions peuvent donner de bons résultats… Alors il faut y croire. Les pompiers compressent son thorax, un peu comme d'autres font des pompes. L'infirmière passe l'adrénaline… On attend que le scope (le matériel de surveillance cardiaque) se mette à faire bip-bip… Mais il reste plat comme une ligne d'horizon morne. J'ai peur pour lui, pour eux, mais il ne faut pas se laisser submerger par les sentiments, sinon je sais qu'on perd pied dans la panique.

Le restaurateur continue de balancer des réflexions bien pourries – « Moi je te foutrais tout ce petit monde dehors, avec leur connerie » –, mais personne ne répond à ce cerveau vide.

Je vais dans la pièce à côté voir l'épouse. Je lui prends la main, elle me dit qu'il n'a « aucun souci »… Nous continuons, mais la mort ne veut pas le lâcher. Ben moi je lâche pas l'affaire non plus, bien que des réflexions sourdes arrivent, au bout de quarante-cinq minutes de cette réanimation, avec des soupirs de l'équipe de secours. Mais, dans les yeux de Maria et Max, il y a l'envie de revoir leur père, pour que la fête continue. La fatigue me fait douter, car être motivé est une concentration. L'ambulancier a envie de mettre le taulier dans une gamelle en cuisine ; les clients du resto continuent de se goinfrer et commencent les bonnes grosses blagues d'ivresse.

Pour me protéger du doute, du regard des autres, de l'interprétation, je demande à mon collègue Jean-Seb de venir me renforcer. Ça n'est pas un acte d'incompétence que d'appeler quelqu'un pour un coup de main. Rompre la solitude afin de me redonner de la force. La mort est très douée pour entraîner tout un entourage vers le néant et le renoncement. Fuir les phrases du style : « Tu as fait ce que tu as pu. » « On a tout fait. »

Soudain, tout s'est compliqué, du sang partout, il entrait dans une surcomplication, car une agonie peut toujours être pire... Ne me demandez pas pourquoi je n'avais pas envie qu'il parte. Et, au bout d'une heure dix minutes et quelques secondes, le cœur a recommencé à battre. J'ai crié un « yep », mais c'est mon côté primitif ! Le cœur était reparti, mais le cerveau ?

Avant de quitter le service, j'ai parlé à ses deux enfants qui ne comprenaient pas bien ce qui se passait mais étaient bien heureux d'avoir fait un tour dans la bagnole des flics. L'un d'eux m'a dit : « C'est toi qui as fait dormir mon popa... Moi je vais marcher doucement pour pas faire de bruit pour qu'il fasse bien dodo. » Simple et efficace.

Quelques jours après, hélas, et comme souvent, le diagnostic de mort cérébrale a été posé... Sa femme a demandé d'attendre encore un peu avant de donner les organes. N'ayez pas peur, car, de toute façon, les toubibs auraient attendu ce délai.

Le lendemain, il a bougé un peu, puis beaucoup... Il s'est réveillé sans aucune séquelle. Quelques jours après, il est reparti là-bas, vers le nord, avec le traitement qui convenait. Je ne les ai jamais revus. Bon, certes, il faudra quand même qu'un jour il se farcisse Mickey et le pays de la carte bleue, et pour ses enfants ce sera la grande fête. Ils ne me doivent rien. Je ne suis pas un héros. C'est le service public, l'application rigoureuse de la mission d'intérêt général… C'est la société qui l'a sauvé, nous on a fait notre job. Et, même si ce n'est pas à la mode dans cette époque d'égoïsme, on est un peu fier de le faire et d'être comme ça.

Un écrit comme un cri

13 juillet 2011

Les risques du métier, la santé au travail, le risque psychologique des professionnels de santé ne sont pas pris en compte en 2011.

Lorsque nous avons fait nos études de médecine, nos 20 ans portaient toutes nos passions et envies. « La génération Coluche », comme ils disent. Le cœur gros comme un soleil et la volonté de sauver le monde. Dans ces années 1980, je passais mon temps dans les hôpitaux de l'Est parisien. Ils avaient toutes les spécialités, travaillaient pour la qualité des soins, être médecin des hôpitaux était un exemple, une référence et donnait du sens à ce que nous étudiions. Les chefs de service étaient le plus généralement surtout passionnés par les malades, la médecine et les étudiants, mais déjà le management économique libéral pointait son nez pour écraser la gestion des services « À la papa ».

En 2002, l'hôpital-entreprise est né dans les cerveaux paranoïaques et hideux des néolibéraux, y compris chez des médecins. Le sens de l'humanisme a été moqué pour être remplacé par la gestion économique. Dix ans après, c'est un carnage. De scandales – comme le cas de l'hôpital sud-francilien de Corbeil, toujours pas ouvert et qui coûte une montagne d'euros au contribuable – en déficit de tous les hôpitaux ou presque, désormais c'est dans la chair des personnels et donc des malades que les conséquences sont palpables. Tout a basculé.

Mon pote s'est pendu l'autre jour sans rien dire de plus que « salut ». Que s'est-il passé dans sa tête ? Nul ne le sait. Évidemment, l'administration a tout de suite dit qu'il était malade pour le jeter vite dans l'oubli avec sa dépouille. Comme à France Télécom il y a un an : c'est la faute aux femmes et aux hommes, et pas à l'entreprise. Facile et hypocrite. Pourtant, France Télécom a compris et tente de changer d'esprit.

Mais, dans les hôpitaux, il suffit d'écouter le désarroi des personnels, submergés par les demandes des malades qui ne peuvent pas faire autrement, pour comprendre le malaise. Les uns et les autres s'affrontent. Les services d'urgences sont débordés ? La faute aux gens et aux personnels. Faux ! La faute aux économistes et aux politiques qui disent depuis des années qu'« il n'y a pas d'alternative ». Les années 1980, elles, ont disparu comme la passion de ce médecin, devenue dépression, jusqu'à sa mort.

Jamais les conditions dans les hôpitaux publics n'ont été aussi épouvantables. À tel point que l'Académie de médecine vient de sortir un rapport pour dire qu'il faut retrouver une médecine humaniste. En trois ans, 45 000 emplois ont été supprimés selon la Fédération hospitalière de

France, pourtant chantre de la réforme Bachelot. Sans compter les projets de gestion des personnels, qui annoncent des licenciements et des fermetures de services en nombre.

Ce que craint le gouvernement, c'est que les médias parlent des suicides des personnels hospitaliers en faisant le rapprochement avec France Télécom. Le suicide est un sujet tabou. Alors il faut le silence, comme pour enterrer la souffrance au travail des personnels, les heures non payées et les harcèlements. C'est valable à l'hôpital, mais aussi dans la police, dans les écoles… La France est enfin en tête de quelque chose sur la planète, mais, hélas, c'est pour le taux annuel de suicide… Roselyne Bachelot et Nicolas Sarkozy ont tout fait pour tuer les hôpitaux publics. Sous couvert de mieux les gérer et de les moderniser, ce qui est compréhensible, ils se sont appliqués à les détruire et à les privatiser. J'ai une certitude : le débat de la présidentielle sera essentiel pour choisir entre l'avenir de la Sécurité sociale ou le « tout-assurances », le renouveau des services publics et des entreprises nationales ou la casse de notre pays pour les profits des traders et des grandes fortunes. Moi j'ai choisi mon camp. Et vous ?

Le compte à rebours

20 juillet 2011

J'ai écrit ce texte par solidarité avec mon ami Xavier Emmanuelli. Homme intègre, généreux, intelligent, humaniste, il a quitté le Samu social en août 2011.

Il n'a rien. Il reste dans le néant. Il a trouvé un coin dans une rue, à Paris, avec son chien. Il se dit « cool », avec l'accoutrement sale d'un Jamaïcain de la porte de la Chapelle. Son histoire est, hélas, banale, avec un père alcoolique qui a abusé de lui et un échec scolaire. Ensuite il a voulu être footballeur, mais il y a eu ce match où ils n'ont pas voulu de lui. Échec. C'est l'arbre qui cache sa maladie mentale que nul n'a prise en charge. Personne ne l'a aidé lorsqu'il a commencé à parler à son ami imaginaire. Sauf le soir où il a tué ce cycliste, car il avait volé une voiture mais ne savait pas conduire et n'avait pas le permis. Il voulait faire comme tout le monde pour épater Muriel, qu'il aimait, mais elle n'a pas voulu de lui. Échec. Après cinq ans de prison, il est sorti, il a épousé l'alcool et les drogues, et, de temps en temps, il se prostitue comme il a appris à le faire en taule. Il fume du cannabis, car « ça calme », et l'alcool est toujours là : jamais d'eau ! Et, s'il a de bonnes passes, il se prend du crack.

Il a comme seuls biens des bouts de carton, un sac de couchage qu'une association lui a donné, son odeur est bien à lui, une sorte de mélange d'urine, de vinaigre, de plastique. Il pue. C'est fait pour faire fuir les autres, et ce but est atteint. Sa couleur de peau est grisâtre, comme le trottoir. Il est le fantôme de la rue du nouveau millénaire. S'il disparaissait un autre le remplacerait, car ils sont en fabrication dans les absences de prise en charge sociale, le KO social, les manques de place en pédopsychiatrie, les manques de moyens pour les assistantes sociales : la machine à exclusion est moderne ! Il n'a aucun papier et nul ne sait qui il est. Il dit avoir 26 ans, mais il est un vieillard.

L'autre jour, il était bourré plus que d'habitude, alors il s'est allongé en plein milieu du faubourg. Les voitures l'ont évité. Il était fier de voir arriver les bleus, les blancs, les rouges. Son défilé du 14 Juillet à lui. La police ? Ils ne peuvent rien pour lui, même pas un PV, tellement il n'existe pas ! Les pompiers ? C'est la énième fois qu'ils le ramassent, comme s'il faisait partie du mobilier urbain. L'équipe du Samu ? Son cas n'est pas grave médicalement, alors il ira aux urgences pour décuiter... Mais il y en a tellement ! Il est reparti clopin-clopant vers sa rue hantée. Sans temps, sans salut, sans amour, sans rien... Dans la pauvreté, l'espoir est un luxe. Il n'y a pas d'amis dans la misère, que des opportunités.

J'ai appris l'autre jour que son cadavre avait été retrouvé dans ses cartons. Nul ne sait qui il était, et impossible de savoir si la police a fait une enquête. Il a fini au coin du cimetière avec les autres anonymes indigents. Nous sommes submergés de cas sociaux, de manques de moyens, mais surtout le fatalisme s'installe et beaucoup ne croient plus en rien, comme si la banalisation s'était installée et l'indignation rangée. Xavier Emmanuelli a raison, il démissionne pour hurler. Moi je reste sur le front de l'urgence, mais combien de temps vais-je tenir ? Le grand incendie social a commencé, l'explosion est inéluctable. Mais je garde espoir, car ce n'est jamais la fin, et demain sera meilleur.

Aux Champs-Élysées

27 juillet 2011

Pourquoi mourir à 18 heures sur un banc des Champs-Élysées juste en face du palais de la République, à quelques mètres de la statue du général de Gaulle ? Pourquoi pas ? Il était assis sur son banc, comme à son habitude. Un jeune cadre s'est assis à l'autre extrémité, sans doute pour fuir l'odeur. À peine pose-t-il son cul enveloppé dans un pantalon impeccable que l'autre, enveloppé de guenilles, s'écroule. Le commissariat étant proche, il est alerté par le jeune homme qui répète en boucle : « J'ai rien fait… » Tout va alors très vite, car des pompiers étaient à côté en train de vendre les billets pour leur bal du 14 Juillet. Alors, malgré la crasse, l'odeur, la merde qui coulait de son reste de pantalon, ils ont fait le massage cardiaque.

Impossible de lui donner un âge : il a toujours été vieux. Il est petit, tout maigre, les cheveux blancs longs sous un chapeau de clochard et une moustache énorme. Il aurait pu être cadre, médecin, journaliste, jardinier, gentil, méchant, gros ou petit con, mais il a été ivrogne, clochard, malade. Chaque année il a fait son tour de France en bouteilles, de la Bourgogne au Bordelais en passant par la vallée du Rhône pour revenir par la Touraine, sans oublier les vacances en fûts de bière. Il a bien roulé, vu la taille de son foie. Du rosé, comme il disait sans arrêt aux policiers dont il était le voisin, comme le mobilier urbain. Certains l'appelaient « papy », « Le vieux » ou « hé ho ». C'est sordide, mais personne ne sait son nom. SDF, conclut un flic, comme pour mettre cet homme poussière de ville plus rapidement sous le bitume.

Sa mort sur l'avenue la plus riche de France n'est pas sans conséquence, et il a dû bien se marrer de son rire sans dents, car les véhicules de secours bloquent deux Ferrari et une grosse voiture de luxe. Lui, le pauvre, reçoit ces mêmes véhicules de secours de la nation que les riches… L'égalité républicaine dans le secours aux galériens.

Il est mort sur son banc depuis un bon moment, devant une société qui file vite. Il est mort devant ce qui se fait de plus riche, et une paire de chaussures même usées de ces émirs qui passent l'aurait bien aidé quelques années.

Mais qui était-il ? Ses poches sont pleines de feuilles de papier toilette pliées consciencieusement, enveloppant des petits cailloux qu'il a dû mettre des jours à ramasser. Que représentaient-ils ? Que voulait-il garder ? Quels secrets ? Ses chaussures sont trop grandes pour lui et pleines de merde, car la maladie alcoolique à un stade terminal entraîne des diarrhées effroyables et invalidantes… Pour un SDF, c'est impossible à soigner. Il y a bien des boîtes de médicaments pour le cœur et la diarrhée, mais rien n'indique son nom, comme s'il avait pris soin de tout enlever.

De toute façon sa mort est naturelle et, les policiers étant débordés, il n'y aura pas d'enquête. SDF dans la vie, il est inconnu dans la mort. Ces miséreux morts sont banalisés et, une fois le banc nettoyé, cet être humain témoin de l'échec de la société tout entière est effacé. Quelle faute a-t-il commise pour en arriver là, né chez des cons, pas aidé ; une pathologie mentale ?

Un policier, en tirant les bandes rouges et blanches du périmètre de sécurité et en écartant deux jeunes qui filmaient avec leur portable, a trouvé derrière l'arbre son sac plastique, sa maison, ses richesses, un univers à la Prévert fait de sacs plastique bien pliés, de journaux surlignés, d'un peigne cassé et d'une boîte d'allumettes vide. Mais aucun papier ni document permettant de l'identifier, et quelle importance, finalement… Il était le vieux, le « *big* moustache » sur le banc des Champs-Élysées, il a peut-être attendu que ses parents reviennent le chercher, qu'un amour arrive, ou rien d'autre que le temps qui passe.

Les femmes
et les enfants d'abord

3 août 2011

L'image de la misère est sexiste dans tous les pans de la société : le cliché le plus courant est celui du SDF homme dans un coin de rue, dans sa merde, dans le rien. Mais les femmes sont aussi touchées par ces horribles misères, voire avec la double peine, celle de ne pouvoir se défendre ou de trimballer les mômes que les hommes ont eu tant de facilité à faire et d'incompétence à assumer. Essayez juste de vous souvenir de celle que vous avez croisée l'autre jour sur ce trottoir ? Ah ! Ce n'est pas simple.

Posez-vous la question : mais que fait cette vieille femme décatie, avec son cabas et son vieux manteau à minuit dans Paris ? Elle marche. Respecte tout : passages piétons, feux tricolores. Là, elle s'arrête sur un des derniers bancs du quartier et jette deux-trois miettes aux pigeons. Puis elle repart, sa marche est rapide comme si elle rampait sur le goudron et, à chaque poubelle, hop, fouille rapide et précise. C'est la faim et la pauvreté qui lui ont appris à repérer un papier gras riche en cholestérol par le reste de sandwich ou l'huile aux frites… Parfois, il y a deux, trois objets qui, bricolés, seront comme neufs. La misère n'est pas trop regardante.

Mais, très vite, elle croise deux grosses femmes sans âge, sans nom, sans rien. Elles sont allongées le long du mur d'un vendeur de surgelés, pour profiter de l'évacuation de l'air chaud des climatiseurs : petite aubaine pour grande détresse. Elles sont énormes avec leurs vêtements entassés sur elles, comme des espèces de corbeilles à linge sale. Elles attendent malgré la pluie battante. L'autre vieille est partie à sa récolte de poubelles et les deux sont en tenue de camouflage. Et ça marche : tout le monde s'en fout, de ces deux femmes le long du mur.

Les hommes sont violents, alcooliques et, parfois, une femme se met avec eux. Ils la protègent, car il n'y a ni douceur ni poésie dans la misère. Amante des uns et des autres pour espérer du plaisir. Généralement, les femmes ont des pathologies psychiatriques tout aussi chroniques que celles des hommes. Pour peu que vos réussissiez à les faire parler, vous arrivez dans leur délire. Comme cette jeune femme qui habite la rue parce que les « rayons cosmiques ciblent sa chambre ». Ses vêtements sont entièrement doublés de feuille d'aluminium – il fallait y penser ! – et, au moindre geste, elle a des rituels complexes et magiques. Elle reste dans la rue et parle seule, alors elle s'est mis un faux portable pour faire comme tout le monde. C'est ainsi, la stratégie du camouflage : être contemporain. L'autre fois, un peu plus délirante que les autres jours, elle a été embarquée par la police car elle marchait sur le périphérique. Elle a terminé à l'hôpital psychiatrique, où elle est bien connue.

Le sordide n'a pas de frontières : depuis quelques semaines, ce sont des dizaines de « familles » qui sont hébergées dans les hôpitaux. Victimes d'elles-mêmes, de la pauvreté ou du temps qui passe, elles cherchent à se protéger, à mettre leurs enfants à l'abri. L'Assistance publique redevient prépondérante par rapport aux Hôpitaux de Paris. A-t-on progressé en deux cents ans ? Les hôpitaux étaient hospices et lieux d'accueil des pauvres. Les premières structures d'urgences avaient pour fonction la prise en charge des noyés, des victimes d'incendies et des enfants trouvés. Aujourd'hui, les femmes sont silencieuses dans les salles d'attente et les enfants jouent. La Mairie de Paris a débloqué des crédits pour héberger quelques familles qui venaient se réfugier aux urgences, mais cela sera-t-il suffisant ? J'ai quand même le pressentiment que la vague tueuse et sournoise de la crise ne fait que commencer. Nul n'est à l'abri, et notre ennemi, c'est le désespoir et la banalisation des misères humaines. Résistons !

Dans les pharmacies, dans les pharmacies !

10 août 2011

Trenet les a si bien chantées...

Le folklore d'été est de retour. Nous savons qui part en vacances, mais jamais qui en reviendra. Pourtant, attention, si vous ne partez pas dans les embouteillages en crevant vos économies en transports pour arriver dans des lieux où il faut feindre de s'amuser en balançant votre quotidien sur Facebook, vous êtes dépassé par le monde moderne.

Pourtant, les habitudes sont tenaces et la petite part de primitif qui est en nous resurgit. Prenons les champignons. Le citadin est aventureux lorsqu'il sort de ses trottoirs pour rejoindre la forêt. D'emblée, il devient un bucolique adepte de la cueillette. Rassuré sur ses connaissances, car son arrière-grand-père, désormais devenu lui-même poussière mycologique, en ramassait. Alors les potes partent au bois paniers en avant. Et ils ramassent.

Il y a les joueurs qui recherchent les champignons hallucinogènes, et, là aussi, le ridicule peut tuer ou les mettre définitivement dans des délires. Quelques morts plus loin, vous avez le cuisinier de l'omelette aux champignons. Certes il reconnaît à peine un œuf d'un bœuf à la campagne, mais ça ne fait rien… Il prend, ramasse et mange. Quelques heures après, nausées, vomissements, diarrhées et douleurs abdominales ou plus, selon l'amanite, le satan ou le visqueux qu'il a mangé.

Certains, dans le doute, vont dans les pharmacies, car il n'y a plus que les apothicaires qui connaissent les champignons. En vingt ans, le pharmacien est devenu la bouée de sauvetage de quartiers et de villes en abandon de tout. Le pays a perdu son système de garde des médecins de nuit, qui a fait place à un volontariat ne reposant plus que sur quelques médecins vaillants et altruistes. Alors les gens font comme ils peuvent et le seul maillage – qui est d'ailleurs régulé dans son installation –, ce sont les pharmacies. Le dimanche matin, les pharmacies sont un peu les dispensaires de proximité.

Trenet les a si bien chantées lors de son voyage au Canada. À cette époque, il racontait ces pharmacies canadiennes où tout était vendu, car ici « La vente des cachets est un peu cachée… les remèdes, on n'en voit pas… mille produits humains… je suis très heureux ! ». Mais l'ombre de Trenet et son seul héritier, Cabu, pourraient mettre cette histoire en version française aujourd'hui. On trouve de tout dans les pharmacies, et c'est tant mieux, après tout, il faut bien survivre à l'incompétence de nos économistes et politiques.

L'autre jour, une pharmacienne me regarde en souriant et me dit : « On m'a apporté ce hamster pour que je le tue, les gens partaient en vacances. On va lui trouver une maison chez des amis à la campagne. » Au même instant, comme une sorte de hamster géant, un vieil homme était vautré sur la chaise en attendant sa gamelle de médicaments pour tenter de survivre encore. Je n'ai pas vu de différence entre les deux. Peut-être sont-ce les mêmes qui ont abandonné le rongeur et ce gentil vieux ? Paraît qu'il vient tous les jours car tout est fermé dans le quartier, alors la pharmacie fait lieu de villégiature.

Sur Paris, l'agence régionale de santé a décidé de fermer certaines pharmacies de garde le dimanche car il y en aurait trop, et mal réparties. Mais où iront les gens ? Vers quelle sauvagerie les technocrates veulent-ils nous emmener ? Les bistrots ferment, les services publics ferment... Que reste-t-il de nos amours ? Un homme ou une femme à la blouse blanche un peu rigide, parfois, dans son officine pour faire du bien. Le pharmacien, qui, le dimanche matin, donnera les traitements pour que des personnes ne soient pas contaminées par le sida, ou empêchera un désespéré de couler, ou dira à la vieille qu'elle est jolie en nappe à carreaux. Ah oui, cette vieille qui se marre à en perdre son dentier en voyant le pharmacien jeter à la poubelle toute la cueillette de champignons qu'une jeune femme lui a apportée pour vérifier. y a d'la joie !

1 000 pattes

17 août 2011

Le numéro 1000, tout un symbole pour Charlie Hebdo*, que beaucoup voyaient mort. C'est difficile pour ce journal, mais l'équipe et le concept sont vraiment géniaux.*

1992, le système de santé était déjà bien malade ou voulu tel. Les plans d'économie de la santé s'aggravaient pour reboucher le trou de la Sécurité sociale. Époque lointaine où je voyais les malades atteints du sida mourir en quelques semaines. Les traitements n'existaient pas comme maintenant. Il y avait peu d'IRM, et les infarctus du myocarde n'étaient pas traités comme aujourd'hui. L'Assistance publique-Hôpitaux de Paris était dirigée depuis le bureau de Chirac, alors maire de Paris. À chaque cohabitation, les équipes de gauche partaient au siège de l'AP-HP tandis que celles du RPR retournaient au ministère, et six mois après c'était dans le sens contraire. Ainsi, les mêmes dirigeaient tout, tout le temps.

Alors interne des Hôpitaux de Paris, j'habitais à Paris et j'allais à l'hôpital à vélo. J'étais l'un des rares cyclistes dans Paname avec parfois, du côté d'Odéon, un Mouna qui me vendait *Charlie* 10 francs. Déjà, à l'époque, je voulais travailler aux urgences, mais des professeurs m'expliquaient que ce n'était pas un métier. Je prenais mes premières gardes aux urgences de l'hôpital Boucicaut, aujourd'hui fermé. À cette époque, les internes étaient seuls aux urgences, pas d'anciens médecins de toute la nuit, car il n'y avait pas les moyens.

Souvent, ceux qui nous encadraient étaient des médecins à diplôme étranger du Maghreb, car peu de docteurs français voulaient faire ces gardes de nuit. Je me souviens de ces gardes, de ces angoisses de la nuit, pas une sans bagarre, sans drame. Il y avait même un bouton-pression pour alerter le commissariat du XVe arrondissement. Il avait été mis, car, déjà, les voyous du PSG faisaient peur. En sortant du Parc des Princes, ils remontaient jusqu'à la rue de la Convention, et parfois ils entraient dans l'hôpital et cassaient tout aux urgences.

Un soir, un grand Martiniquais à la tête effrayante est arrivé avec la moitié du cou tranché après un combat clandestin au coupe-coupe, organisé la nuit dans le métro fermé. Il ne voulait pas que l'aide-soignant arabe le touche, alors ils se sont battus. Il y avait du sang partout, car le gros con, malgré sa plaie, tapait l'aide-soignant. Moi, ancien bébé, j'ai eu très peur, comme la jeune infirmière, alors j'ai appuyé sur le bouton-pression. L'infirmière plus ancienne a calmé tout le monde en deux phrases, quelques minutes après des dizaines de flics arrivaient en force et le type était arrêté. La violence était déjà là.

Je repartais le matin et j'allais boire un café en terrasse à 3 francs en lisant *Charlie,* je rêvais de pistes cyclables ou d'avoir un canon sur mon guidon. Mitterrand était encore là, bien que de plus en plus jaune, et je me marrais aux dessins de Gébé. Même qu'un soir j'ai mangé dans le même resto que Topor ! Et j'étais très fier d'entendre son rire de basse.

Le chef de service ne pouvait pas me sentir, il était au RPR, il ne souriait jamais. Un matin, il m'a convoqué pour me dire que je raterais tout, qu'il n'aimait pas ma convivialité ni mes Converse rouges, que je souriais trop et que, par-dessus tout, je restais trop aux urgences. En 1992, tout le monde croyait à l'Assistance publique, par empathie et humanisme. Toutes les équipes avaient un attachement sans bornes pour les hôpitaux publics de Paris. Mais ces années ont vu basculer l'hôpital vers l'évaluation, l'économique, les restrictions, les regroupements. Les médecins gestionnaires, comme ils disent, sont nés à cette époque. Depuis, Boucicaut a fermé, le bistrot aussi, le café est à plus de 3 euros en terrasse, les hôpitaux crèvent doucement avec la tarification à l'activité. La chirurgie est passée presque en totalité dans le secteur privé lucratif. Les clochards sont de plus en plus nombreux, mais se nomment SDF. Les consultations précarité explosent, et le Samu social est en crise et n'a plus les moyens de faire face.

Depuis 1992, il a été démontré que le rire aide à vivre, à rajeunir, à empêcher la dépression, à avoir une sexualité épanouie et à tenir en cas de coup dur… Et, à mon humble avis, il est un des éléments de l'intelligence.

Liaison dangereuse

24 août 2011

Madeleine est sortie du ventre de sa mère dans les années 1920. Neuf mois après, Reine a suivi le même chemin. L'une est allée à l'école, et l'autre dans ses pas. Madelon devant, Reinette derrière, et l'écart a toujours rapproché l'une de l'autre ; pas une journée sans se toucher, se parler... Leurs maris ont dû se sentir un peu comme des roues de secours de ce bel équipage dans le chemin de leur vie. Peut-être sont-ce les peurs de la crise de 1929 et la guerre qui ont fait ce lien si fort.

À quelques jours du printemps, Madeleine est morte dans son lit. Elle était malade du temps. Une très belle vie se concluait par un enterrement bien glauque, dont notre société a le secret. Reine s'est préparée pour cette journée en mettant ses plus beaux habits, ses plus belles chaussures vernies et les bijoux de sa sœur, comme pour garder un signe. Durant tout l'ennui de la cérémonie, elle a conservé une distinction chaleureuse, sans sanglots, dans un silence radical, car l'impossible engendre le mutisme. Elle inhumait sa moitié comme si son nord cherchait son sud, comme si ses doutes s'emparaient d'elle avec l'espoir perdu. La misère de sa vie ne trouvait plus les rêves de l'autre pour continuer.

L'enterrement le jour du printemps fut un beau symbole. Toute une vie posée dans une boîte en bois, avec autour la petite trentaine de proches, dans la grande église pour une petite messe convenue, comme un formulaire de politesse glacial. Reine n'a pas versé une larme. Lorsque le corbillard s'est refermé et a emmené le cercueil, son fils l'a entendue dire « À très bientôt », les lèvres pincées, un peu comme une personne qui a un défi inouï à réaliser.

La famille s'est rassemblée dans l'appartement cossu de la défunte, au troisième étage d'un bel immeuble. En arrivant, ils attendaient l'ascenseur, et Reine a été formelle : « Je monte par l'escalier. » Peut-être a-t-elle revu marche après marche tous les bons souvenirs du temps jadis, où Madeleine était là, main dans la main, pensée par pensée. Chaque pas l'emmenait vers l'absence, la solitude, cet appartement abandonné aux souvenirs et à cette saloperie de nostalgie. Au troisième, la famille et les proches ouvraient les bouteilles de rouge et bouffaient du gras. Reine faisait son épreuve d'effort calmement et sûrement. Elle est arrivée sur le palier dans sa belle tenue en soie noire, sans un faux pli, sur son visage le maquillage discret est resté parfait, et, devant la porte de sa Madeleine, elle est tombée d'un coup en arrière, sans un cri. Rideau, par arrêt du cœur.

Nous sommes arrivés après les pompiers, qui faisaient un massage cardiaque sur le palier devant le fils médusé. Les autres endeuillés ouvraient d'autres bouteilles dans la salle à manger pour oublier le sordide de l'histoire. Reine était déjà bien loin, sans doute pressée de rejoindre sa sœur.

La réanimation arrêtée, il fallait bien mettre Reine quelque part. Elle est donc rentrée les pieds devant dans le domicile de sa sœur, portée par les pompiers et le Samu. Les murs étaient recouverts de ces deux sœurs. Alors, en accord avec la famille, on l'a couchée dans le lit où Madeleine était morte quelques jours auparavant. Le fils a téléphoné aux mêmes pompes funèbres : « Non, ce n'est pas une blague ! » Reine semblait triomphante et rayonnante dans le lit de sa sœur. Je suis allé présenter mes condoléances à la famille, qui continuait à picoler sans trop savoir s'il fallait rire ou pleurer. Ils étaient prêts pour la suite... En partant, je n'ai pas pu m'empêcher de lui dire qu'elle avait réussi et que c'était une grande dame...

Religion à la carte

31 août 2011

Les fêtes religieuses de toutes sortes ont toutes des conséquences médicales pour certains croyants. Ainsi croire peut entraîner un risque vital.

Quels drôles de paradoxes, toutes ces fêtes religieuses ! Nous connaissions les effets de Noël et de la consommation des fruits de mer, du bon beurre salé, des repas riches qui, d'un coup, collent le chrétien cardiaque en réanimation cardiologique. La religion qui crée ses fêtes et aggrave les maladies. Le ramadan se termine et le Coran est formel : les malades, les travailleurs, les soignants n'ont pas à faire de jeûne… Mais l'intégrisme ou la mauvaise interprétation sont passés par là, et le ramadan devient la question des malaises en tous genres : « Vous faites le ramadan ? » Pour les jeunes ou les vieux en bonne santé, le jeûne pendant la journée est sans conséquence. Mais pas pour les malades.

Mohamed est diabétique. Son endocrinologue lui a expliqué, preuves à l'appui : il doit se soigner, manger, il n'y a pas de problème.

Mais le voilà qui veut quand même faire le ramadan et qui s'injecte son insuline sans manger. Le coma a été radical. Avec les équipes médicales et les pompiers arrivés dans cet immeuble insalubre et tout petit, nous l'avons perfusé et resucré, mais ce fut plus compliqué car, au bout de ces quelques jours de jeûne, tout son équilibre physiologique était bousculé. Il a fallu la nacelle posée sur la grande échelle pour le descendre, car il était impossible de passer dans le petit escalier. Ce n'est pas un argument pour dire que les musulmans sont méchants ou inconscients… C'est seulement que ce brave homme ne connaissait pas suffisamment sa religion et qu'il a, par conséquent, risqué sa vie inutilement.

Pareil pour la belle Farida, qui n'y est pas allée par quatre chemins : arrêt complet de son traitement cardiaque. Dans la frénésie de la fête, après deux jours, elle a senti le malaise. La dignité l'a emporté sur le mal. Elle s'est excusée et est allée se rafraîchir dans la salle de bains. Pour être froide, elle l'a été, mais, hélas, définitivement ! C'est en voyant de l'eau sous sa porte que toute la famille s'est affolée. Impossible de la sortir de son arrêt cardiaque. Pourtant, son mari nous a expliqué que tout le monde lui avait dit qu'elle devait prendre son traitement… Mais la croyance a tout emporté.

Comme pour ceux qui se jurent fidélité devant Dieu dans les églises à 16 heures et qui trompent leur moitié le soir même pendant la fête, il y a aussi les croyants moins le quart, pas tout à fait à l'heure sur l'horloge des honnêtes. Ainsi, ce supercroyant qui refusait de faire son travail, car « c'est le ramadan » par-ci, « Le ramadan » par-là. Évidemment, tous ses collègues ont commencé à vouloir lui faire bouffer sa croyance. Jusqu'au moment où, avant le coucher du soleil, en sortant du boulot, l'une d'entre eux voit l'intégriste à une belle table d'un café en train de boire une bonne bière avec une cigarette… C'est un peu le ramadan et la pratique du Coran à la carte. La collègue lui a passé un savon et le lendemain, tout en respectant sa religion, il a dû respecter les autres et leur travail.

Y a-t-il d'ailleurs une demi-mesure dans les religions et leurs croyants ? Croire pour avoir tout pour sa gueule est un peu facile. Se donner une bonne image morale et, le reste du temps, mépriser les seules lois qui conviennent à notre société laïque : les lois de la république.

L'avenir de la santé en un éclair

7 septembre 2011

« Que les Français entendent la voix de Jean Moulin leur crier encore : "Messieurs, il y a la France" » (Laure Moulin, en introduction au Premier Combat, *Jean Moulin, Les Éditions de Minuit).*

Robert est un ouvrier. Sa cinquantaine, bien dépassée, a poussé les jeunes du chantier à faire les malins en l'appelant « papy », ou « papé » les jours de soleil. Plus de trente ans qu'il manœuvre avec une grande dextérité ses engins, toujours impeccable dans sa tenue de boulot et ses vêtements de sécurité. Les gars de la sécurité ont entendu un cri dans le local électrique, vu un éclair et le brave homme être éjecté du local. Il a touché l'arrivée électrique du bâtiment avec sa clé, soit 20 000 volts !

Le courant a cheminé de sa main gauche vers l'épaule en prenant soin de tout brûler. Puis a enlacé le cou et grillé tous les poils et cheveux de la tête du bonhomme. Après avoir grillé aussi tout le torse, le courant est reparti à la vitesse de la lumière vers la main droite.

Allongé dans les gravats, le brave Robert est entouré par ses potes du chantier, tous accablés par l'accident. Il a très mal, mais il dit qu'il n'a pas trop mal, qu'il a l'air ridicule… Même dans le drame, Robert reste humble malgré la douleur. Mais plus le temps passe et plus les cloques se forment. Robert gonfle, après son voyage dans un éclair de lumière, comme les personnages de Tex Avery. Ses œdèmes commencent aussi dans les poumons, c'est pour cela que très vite nous l'endormons pour l'aider à respirer. Cet état est gravissime et requiert en urgence un service de grands brûlés.

À Paris, il y a encore dix ans, il y en avait cinq ; aujourd'hui il n'y en a plus que deux en comptant l'hôpital militaire. Nous attendons dans l'ambulance la destination que le médecin régulateur du Samu cherche : pas de place sur Paris, sur l'Île-de-France, ni ailleurs, ni nulle part, d'ailleurs… plus d'une heure au téléphone. Pas de place dans tout le nord de la France pour Robert qui a cotisé depuis des années à la Sécurité sociale, a payé ses impôts et a été un gentil citoyen… mais le jour où il a besoin de la solidarité nationale pour sauver sa peau brûlée : personne ! Alors nous attendons et Robert gonfle. C'est un médecin de l'hôpital militaire de Bruxelles qui l'a accepté ! Eh oui… la France de 2011 n'a plus de place pour ses brûlés, c'est pourquoi on va en Belgique. Comme j'ai une peur bleue en hélicoptère, c'est mon collègue Abdel qui a fait le vol. Ce qui l'a frappé, ç'a été la gentillesse des équipes belges et la propreté de l'hôpital de Bruxelles.

Robert va mieux et ils espèrent lui sauver les mains et une grande partie de sa peau. Sa femme a pu le rejoindre sans problème et a été hébergée par l'hôpital qui a bien compris qu'elle ne pouvait pas payer les allers-retours ni l'hôtel.

Brûlé à Paris et soigné à Bruxelles… D'un côté, nous devons nous réjouir de la solidarité européenne, mais, de l'autre, c'est nul ! Comment en sommes-nous arrivés là ? Un exemple : prochainement, en Île-de-France, les fermetures vont être accélérées et couler un peu plus le service public. La semaine dernière, le directeur de l'hôpital de Corbeil a démissionné et pris sa retraite, dégoûté par le scandale du bail emphytéotique du nouvel hôpital de Corbeil. Avec un surcoût de 100 millions d'euros avant l'ouverture, plus 41 millions par an de loyer à la société de BTP Eiffage qui l'a construit grâce à Mattei, alors ministre de la Santé, et à Dassault. L'hôpital n'est pas occupé, mais les loyers sont versés. La chambre régionale des comptes a dit récemment que le différentiel de coût avec une construction privée est de plus de 500 millions d'euros au détriment du public ! Volontairement et politiquement cet hôpital public a été rendu déficitaire !

Robert s'en fout : il dort, et sa famille pleure. C'est très inquiétant pour notre avenir, car nous sommes tous des ouvriers, mais avec des clés de 12 différentes.

Ainsi se clôt ce recueil, merci d'être passé par ces lignes. Et le silence porte toutes ces histoires qui sont désormais les vôtres.

Postface

On peut entendre *Les Misérables*, le génial titre de Victor Hugo, de deux manières différentes : d'un côté comme l'expression d'une douleur, d'une compassion envers les plus pauvres de notre société, les démunis, ceux qui sont abandonnés de tous ; de l'autre, comme un cri, comme une injure lancée aux responsables de cet abandon, de cette pauvreté, de l'injustice quotidienne dont sont victimes les laissés-pour-compte d'aujourd'hui. Dans ses chroniques, Patrick Pelloux frappe des deux mains, ne cachant rien, d'un côté, de la souffrance, de la peur, de la peine de ceux qu'il secourt comme médecin urgentiste, de l'autre portant le fer contre les nantis, les satisfaits, les méprisants de la médecine pour qui l'individu compte peu ou ne compte plus, ou plus précisément ne compte que comme une ligne dans un bilan comptable.

La force des chroniques de Patrick Pelloux, c'est d'être dans le récit. C'est-à-dire de refuser la posture élégante du praticien qui examine un « cas » ou celle, professorale, du savant qui émaille sa démonstration d'« exemples ». Les hommes et les femmes dont parle Patrick Pelloux ne sont ni des cas ni des exemples, ce sont des hommes et des femmes dont il partage et nous fait partager la vie. Son premier geste est de leur rendre une histoire. Un geste thérapeutique aussi nécessaire que celui qu'il accomplit dans l'urgence de la vie à sauver. En rendant son histoire au clochard mort, à la petite vieille accidentée, à la dépressive suicidaire, au fou errant, à l'ado blessé, Patrick Pelloux les réintègre dans notre histoire, l'histoire de tous, l'histoire que la société voudrait ignorer, ne voulant considérer que des pathologies, des chiffres, des statistiques en dehors de toute réalité sociale et humaine.

Dans ces vies – dans ces histoires –, toutes les questions qui se posent à la médecine contemporaine s'incarnent – c'est là la force incomparable du récit ! –, que ce soit la place de l'hôpital public, la gratuité des soins, l'accès au système de santé ; les triomphes de la recherche, ses errements, ses impasses ; le rôle du médecin dans la hiérarchie hospitalière, ses choix, ses doutes ; le savoir, le devoir, le pouvoir, l'avoir et même le mouroir…

Patrick Pelloux met en cause de façon centrale la conception de la médecine qui veut ramener la pratique hospitalière à l'exploitation d'un domaine économique, certes particulier, mais qui doit et qui peut être régi comme n'importe quelle autre entreprise. Le malade devient une marchandise qui doit rapporter plus qu'elle ne coûte. Le Medef supplante l'Académie de médecine, le médecin ne prononce plus le serment d'Hippocrate mais fait allégeance à Friedrich von Hayek, Milton Friedman, Reagan, Thatcher, Blair, Sarkozy et tous les libéraux de tout poil et de toute plume comme, en France, le lamentable Alain Minc…

C'est contre cette financiarisation de la souffrance, qui porte en elle la création d'une médecine pour les riches et d'une autre pour les pauvres, que Patrick Pelloux s'insurge ligne après ligne. Et ce d'autant plus puissamment qu'il le fait de l'ambulance même, dans ce face-à-face avec la mort qui est son quotidien. Cette expérience, cette pratique donnent à ses textes un poids, une légitimité incontestables. Mais, au-delà de leur nécessité, dans la grande tradition des écrivains qui sont aussi des médecins, Rabelais, William Carlos William, Tchekhov, Céline, Jean Reverzy et d'autres, c'est parce que son implication dans l'écriture est très profonde que les chroniques de Patrick Pelloux nous touchent et nous interrogent. Ses textes ne sont pas simple constat documentaire ou fantaisie pamphlétaire, mais un véritable art du dire, d'approcher la réalité sensible de ce qu'il vit, de sentir le mouvement secret qui anime les êtres et les faits.

Comme le héros-limite du poète Armen Lubin, Patrick Pelloux a trois paires de jambes, celle du médecin, celle de l'écrivain et celle de ce qu'il est pour moi, et pour son lecteur, un ami. Patrick Pelloux est notre ami. Nous ? Oui, nous, le genre humain…

Gérard MORDILLAT

Table

Préface 7
Avant-propos 9

La maladie et l'addition, SVP ! 13
Malade fashion-victime 16
Adresse aux trous du cul 20
La vie en Orange 23
Liliane fait ses valises 27
Ne faites pas des morts 30
Défendons l'avortement ! 33
Bien ou mal, en taule 36
Le périnée au zoo 39
Le feu 42
Vaccinés ou endormis ? 45
Père Noël… À boire ! 50
Sans fleurs ni couronnes, enterrons 2009 53
Les bas quartiers 56
Mano Solo est venu nous voir avant de partir 59
Sans issue 62
Haïti ou la banalité d'une catastrophe humaine : sept jours après, toujours aucune organisation ! 65
Carrefour de générations 69

La vie en boîtes 72
La reddition 75
Un Z qui veut dire idiot 79
Les tonneaux de la nuit 82
Habiter chez son chien 85
Leçon de catastrophe 88
Devine d'où je me suicide ? 91
Les doigts dedans 94
Boum 97
Simple exemple parmi d'autres 100
Automédication : Internet ou les égouts de
la médecine 103
Si on se trompait ? 105
Comme un moineau 108
Anesthésie générale de la nation 111
La vieille et le démon 114
L'élite du Bronx à Paris 117
Les « nouveaux monstres » 2010 120
L'escalier 123
À mort le doc ! 126
Tout a changé… ou pas ! 129
Après la retraite 132
À la recherche de l'État perdu 135
La bascule 138
Le soleil a rendez-vous avec Bachelot 141
La mer, conte contemporain 144
Nos voisins les barbares 148
Le jour s'est levé 151
Le « coning » : la mode de la rentrée 154
Vivons vivants avant la mort 157
Maisons de retraite : le business des
cheveux gris 160
Mourir en travaillant 163
Plouf ! 166
Désirs noirs 169

Drame au coin de la rue 172
Tonnerre dans la tête 175
Ne lui dites jamais ! 178
Une crise sans fin 181
Les vieux sauvages 185
Un futur simple 188
Il est mort, le divin enfant 191
Violence un jour, violence toujours 195
Bulletin de santé 198
BANG ! BANG ! 202
Une cheville à l'Opéra 205
Aujourd'hui en France 208
Pour quelques perles d'eau 212
Bonne année, bonne santé 215
C'était mieux avant ? 218
Devoir de mémoire courte 221
Un scandale peut en cacher un autre 224
Doubles tours 227
Grand problème 230
Une vie au bout du fil 233
Marche hospitalière 236
Temps de Guéant 239
Les sanglots très longs… 242
Paris by war 245
La force très spéciale française 248
La peine de route 251
Les culottes passent et les traces restent 254
Samedi 14 mai 2011 257
À ventre ouvert 260
Les « nouveaux monstres » 2011 263
Tenez-vous au courant 266
Si tu souris, tu arrêtes la pluie 269
Il ne se passe rien… presque rien 272
Un écrit comme un cri 278
Le compte à rebours 281

Aux Champs-Élysées 284
Les femmes et les enfants d'abord 287
Dans les pharmacies, dans les
pharmacies ! 290
1 000 pattes 293
Liaison dangereuse 297
Religion à la carte 300
L'avenir de la santé en un éclair 303

Postface 309

10563

Composition
PCA à Rezé

Achevé d'imprimer en Espagne
Par BLACK PRINT CPI
le 8 décembre 2013

Dépôt légal : décembre 2013
EAN 9782290071878
OTP L21EPLN001445N001

ÉDITIONS J'AI LU
87, quai Panhard-et-Levassor, 75013 Paris

Diffusion France et étranger : Flammarion